岡本 裕

薬をやめれば病気は治

幻冬舎新書
300

はじめに

私は医者になってかれこれ30年あまり経ちますが、私自身、ほとんど薬を飲みませんし、患者さんにもめったに薬を出しません。

なぜなら、薬を飲むのがこわいし、患者さんに薬を出すのはもっとこわいからです。当然、いまの社会では医者として働くことが難しくなり、一度は臨床医をやめることになりました。まずは私が、薬がこわくなったきっかけについてお話しします。

私は医学部を卒業後、研修医として2年間の初期研修を終えた頃に、ある病院で当直のアルバイトをしていました。

外来夜診の業務も無難にこなし、50人あまりいる病棟の入院患者たちの回診も終わりにさしかかり、少しほっとしていた矢先の出来事でした。回診に同行してくれていた1人の若い看護師がつぶやいた、「解熱剤を飲んでも熱は上がるし、おまけに発疹《ほっしん》まで……」の一言が妙に気になったのです。

私は心のなかで、「解熱剤……発熱……発疹……？　もしかしてスティーブンス・ジョンソン症候群？　でもまさか……」と思いました。

私は、その若い看護師にステロイド注射の用意をするよう指示しながら、その患者のベッドへと向かいました。やはり危惧していたとおりの光景です。彼女が用意してくれたステロイド剤が入った注射液を点滴につなぎ、いっきに患者の体内に注入しました。

幸い対応が早かったため、大事に至らずにすみました。

その中年男性の患者は、３日前に胆石の手術を受け、手術直後から消炎鎮痛剤（痛み止め）を飲み始めていたとのこと。それから熱がだんだんと上がってきて、夕方頃からは顔と首に水ぶくれをともなった発疹が出始めていたのです。看護師は翌早朝に主治医に報告するつもりだったようですが、きっとただならぬ予兆を感じていたのでしょう。

ちなみにスティーブンス・ジョンソン症候群（ＳＪＳ／Stevens-Johnson syndrome）は最近よく話題にのぼりますが、日本語では皮膚粘膜眼症候群《ひふねんまくがんしょうこうぐん》という長い名前がついています。

風邪薬や痛み止めなどの市販薬を飲んだあとに、薬の副作用としてこのSJSを発症する人がいるのです。2012年1月までの2年半の間に、なんと131人が死亡したと厚生労働省が発表し（2012年4月）、にわかに注目を浴びました。

SJSという病気は、皮膚や粘膜の過敏症で、ウイルスの感染や薬の服用が原因で起こります。初期の症状は発熱や喉の痛みなどで、風邪のひき始めとよく似ていることもあり、SJSと診断されずに見逃されてしまうケースが多いようです。

しかしそのまま放っていると、どんどん悪化し、発疹が皮膚や粘膜に広く現れ、高い熱もともなってきます。目にも症状が現れることが特徴で、その頃にふつうの風邪ではないと気づいても、場合によれば失明や後遺症が残ることもあるのです。

とはいえ、当時は私もSJSについてよく知りませんでした。少なくともこの当直の1週間前までは。

実際にSJSは、一生のうちに1回お目にかかるかどうか、それほど稀《まれ》な薬の副作用だと医学部では教えられていました。そんな稀な病気に、研修医である私が遭遇するなんて、思ってもみないことです。

実は、そのちょうど1週間ほど前に、私が受け持っていた入院患者が、抗生物質を飲んだあとに意識がなくなり、ショック状態になりました。その3日後には、外来患者が私の処方する頭痛薬を飲んだ直後、待合室で意識を失って倒れていたのです。自分の投薬のせいで2人の受け持ち患者が命を失いかけてしまったわけですから、薬の副作用についいて猛勉強しないわけにはいきません。薬に対する猜疑心《さいぎしん》は日に日に強くなり、それでいったん臨床医をやめたのです。

もちろん薬を出さなければ、患者の命を救えない場面もあります。

あるいは、薬を出さなければ患者の苦痛をとり除けない場合もあります。

しかし、その2つの例外を除いて薬を出すのはやめようと、私は固く決断しました。

ここからが重要なところですが、私が「薬を出さない」と決断した根拠は、薬の副作用がこわいだけではありません。

薬の副作用が出たというと、「たまたまその薬が体質に合わなかった」「運が悪かった」と思うかもしれませんが、薬のこわさはそれだけではないのです。

私が「薬はそもそも毒。安易に飲むものではない」「薬をやめれば病気は治る」と思う根拠は、別のところにあります。薬を常用すると、副作用に関係なく、寿命を縮めることになる、と私は考えているのです。

詳しくは本文にゆずりますが、鎮痛剤や胃薬、風邪薬や睡眠薬（睡眠導入剤）などを常用している人がとても多い一方で、体に与える悪影響を知っているのは少数派です。

もちろん、これらの薬を1回飲んだからといって寿命が縮まるわけではありませんが、飲むことを習慣化すると免疫力が低下していくので、寿命が短くなる可能性が高まるのです。

私が「薬をやめれば病気が治る」ことをみなさんにお伝えするのも、医者としての大切な使命だと感じています。そんな思いを込めて、私はこの本を書きました。

みなさんご自身のためにも、そしてみなさんの大切なご家族のためにも、ぜひ最後まで目を通していただければと願ってやみません。

＊すべてに例外はつきものです。本書では明解さを優先させるため、ごく少数の例外があることを承知のうえで話を展開しています。その点をご留意いただければありがたいです。

薬をやめれば病気は治る／目次

図版　美創

第1章 薬をやめると健康になる

薬をやめるとボケが治る？

老人ホームは、人生の修羅場をくぐってこられたお年寄りたちが集う場所であり、さまざまなお年寄りが入ってきます。

そんなお年寄りたちに共通していることが1つあります。それは、薬をたくさん持参して入ってくるという点です。

まさに、老人ホームに入居してくるときの必需品と決まっているかのように、みなさん大事そうに薬を携えているのです。割合でいえば10人に9人以上にはなるでしょうか、薬を持参してこないお年寄りがとても珍しいくらいです。

しかも、多くの方は複数の病院やクリニックにかかっているせいか、薬の種類も2つ3つという、そんなレベルではありません。たいていは10種類以上で、なかには20種類を超える人も珍しくありません。

睡眠薬、血圧の薬、便秘の薬、胃腸薬、糖尿病の薬、おしっこが出る薬（利尿剤）、痛み止めの薬、コレステロールを下げる薬、精神安定剤、血液をさらさらにする薬、抗生物質、風邪薬、貼り薬……などが定番となっています。

もちろんもっといろんな種類の薬を持参している方もいらっしゃいます。彼らは、まるで薬を飲むのがあたりまえのように、ほかのことを忘れることはあっても薬を飲むことだけは忘れず、まめに薬を口に運んでいます。

そんなお年寄りたちに、ためしに聞くことがあります。

「それ、お薬ですよね？」

「そうや」

「なんの薬ですか？」

「え～っと……血圧の薬やったかいなぁ……、それと……ようわからんなぁ」

念のために付き添いのご家族にも聞いてみます。

「たくさん薬を飲まれているようですが？」

「そうですね、たくさんあるみたいです」

「どれがどの薬かわかりますか？」

「いえ、ほとんどわかりません」
「やっぱり……（独り言）」

私自身はもともとおせっかいなたちではありません。また争いを好むタイプでもありません。したがって、少々違和感を覚えたとしても、たいていのことは大目にみるほうなのです。

ところが、毎食後、薬を山盛りほおばるお年寄りを目のあたりにすると、さすがの私も、体内のアドレナリンが増えてくるようです。

例の薬のトラウマが私の背中を押してくれるのでしょうか、一応は、「できるだけ薬を少なくしていったほうがいいですよ」と、ご本人とご家族にはアドバイスします。

しかしほとんどの場合、私のアドバイスは却下されます。そのたびごとに、薬信仰の根強さをあらためて思い知らされるのですが、それはごく想定内の反応なので、私自身はさほどめげることはありません。

そんななか、ほんの少数派ですが、頭が柔らかくて賢いお年寄りも存在します。つまり、私の社交辞令のようなアドバイスに対して、想定外の反応を示してくれるのです。あるいは、ご本人が自分で判断できない場合には、代わりにご家族が私のアドバイスを受け入れ、薬を少しずつ減らしていくことになるのですが、これがご本人やご家族にとって、想定外の結果を呼ぶことがあります。

たとえばよくあることなのですが、血圧の薬を少しずつやめていって、3〜4週間ほど経つと、お年寄りが次第に元気をとり戻し、頭もしっかりとし出して、たちまちボケが治ってしまうのです。そうすると、容易に想像がつくと思いますが、ご家族も驚いて、「奇跡が起こった、おばあちゃん（おじいちゃん）のボケが治った」となるのです。

あるいは、精神安定剤や睡眠薬を徐々に減らしていくと、やはりボケが治ってしまいます。そうするとまたご家族が大騒ぎになるのです。

実は、そのお年寄りたちは、もともとボケているわけではなかったのです。したがって、ボケが治ったわけではないのです。

お年寄りたちは、血圧の薬（降圧剤）で血圧を下げすぎており、脳への血流が慢性的に不足していたためにボケているようにみえていたのです。また精神安定剤や睡眠薬を飲み続けていたお年寄りたちも、慢性的に脳の機能を抑えられていたために、ボケているようにみえていただけだったのです。

そんなタイミングで薬を徐々にやめていったので、脳の血流や機能が次第に元に戻り、まともな状態になったのです。

長生きする人は薬を飲んでいない

別の老人ホームでの話です。

私がその老人ホームに通い始めた頃、その老人ホームの看護師たちから、「ここのお年寄りたちには、明らかに異なる2種類の死に際がある」と聞かされました。

その2種類とは、彼女らの言葉をそのまま借りれば、「大往生する人」と「そうでない人」です。少し不謹慎に聞こえるかもしれませんが、彼女らの〝大往生〟という言葉に、私は興味をそそられました。

というのも、私自身も医者としてたくさんの看とりを経験していますが、残念ながら〝これぞ大往生〟といえる死に際にはあまり立ち会ったことがないからです。病院ではほとんどが病気で亡くなるため、大往生に遭遇する機会はめったにありません。以降、その老人ホームに通い始めて、大往生に遭遇する機会が増えることになるのですが、大往生には共通する点がいくつかあります。

まず、大往生の一般的なシナリオをあげてみましょう。

心なしか、だんだん元気がなくなっていき、食べる量も徐々に減っていきます。それにつれて体重も減って軽くなり、肌も乾燥していきます。昼間に起きている時間が短くなり、口数も少なくなっていきます。そしてある日突然、さっきまで笑っていたのに、さっきまで機嫌よく食事をしていたのに、あるいは、さっきまですやすやと寝息を立てて眠っていたのに、次の瞬間には息をしていない……ということが起きるのです。

まるで、その〝ある日〟をご本人があらかじめ決めていたかのように、おおよそ1～3カ月かけてだんだんと弱っていきながら、苦しみもなくそっとやすらかに息を引きとっていく――。

そんな大往生を遂げる人たちの多くに共通している点があります。

それは、「点滴をしていない」「胃瘻《いろう》を入れていない」「薬を飲んでいない」の3つです。いいかえれば、医者や薬とはあまり縁がないということになります。

もっとも、大往生する人はもともと健康だったから薬を飲んでいないだけでは、という見方があるかもしれません。

最初の頃は私もはたして、薬が先か健康が先か、というような疑問を抱いていたこともありましたが、10年あまり、数多くのお年寄りと接する機会に恵まれ、結論に確信が持てるようになりました。

やはり、薬を飲まないから健康度を高く長く保てるのだとみることが正解だと思うのです。

一方で、だから健康な状態が続き、ますます薬を飲む必要がなくなり、結果的に薬を飲まないというのも間違いではないと思います。

つまり、どちらも正解だということなのです。

何かいいことを始めれば、それがきっかけになって、いい循環が形づくられていく、そしてますますよくなっていくということだと思います。

他方で、病気を患っている方、あるいは薬をたくさん飲んでいた方の死に際ですが、その多くが、体がむくんで重くなっていきますし、顔も腫《は》れぼったく、息遣いも荒くていかにも苦しそうです。

実際には意識がほとんどなくなってしまうので、さほど苦痛は感じていないようなのですが、見た目は非常に苦しそうで、そばに寄り添っていらっしゃるご家族の方もつらそうです。

薬を飲んでいると、副作用が出てきたり、あるいは薬がだんだん効かなくなったりする。そうすると薬の種類や量が増える。さらに副作用が出て、体も薬にだんだんと依存していく。すると、さらに飲む薬が増えて……と悪循環に陥ってしまいます。ですから大往生からもますます遠ざかってしまうのです。

なぜ薬をやめると体調がよくなるのか

次に、若い人たちにも目を向けてみましょう。

私自身は薬を飲まないので、薬のことが私の意識にのぼることはほとんどありません。

ところが、友人や知人が、食後に薬を飲んだり、予防と称して薬を飲んでいる姿が私の目に入ることがあります。すると私は、気になってしょうがなくなります。

そんな私に、かつて、薬について相談してきた友人がいました。その彼（当時30すぎ）は、会社の健康診断で血圧が高いといわれ、血圧の薬を飲むよう指導されました。子どもの頃から通っていたクリニックを受診すると、降圧剤を処方され、彼は降圧剤を飲み始めたようです。

薬がよく効いたのか、血圧はすっと下がったのですが、降圧剤を飲み始めてからのほうが、かえって体調が悪いというのです。

具体的には、朝の寝覚めが悪くなった、集中力に欠け仕事に身が入らなくなった、頭がなんとなく重たくてぼやっとするというものです。

「それはきっと急激に血圧を下げたせいだと思うから、血圧の薬をやめるべく、まずは自分の環境をみまわしてみて、ストレス負荷や生活習慣を改善したら」とアドバイスをしました。「そうすれば徐々に自然に血圧は下がってくるから、いま無理やり薬で血圧を下げなくても、自動的に薬をやめることができるよ」と説明しました。

その後、素直な彼は私のアドバイスをまともに受けとり、減量を始め生活習慣の改善にしっかり努め、見事に血圧も下がり、体調もよくなりました。
このように薬をやめてから体調がよくなったという例は、あげればきりがないのです。

第2章 なぜ医者は薬をたくさん出すのか

医者は金儲けのために薬を出すのか

それではいったいなぜ多くの医者は、そんな危険な代物である薬をたくさん出すのでしょうか？

私のように医者になりたての頃に、立て続けに薬の副作用の洗礼を浴びてしまい、薬にトラウマができてしまった医者は少ないのかもしれません。

とはいえ、ほとんどの医者が一度ならず、きっと薬で痛い目にあっていると思います。したがって、どんな医者も薬のこわさを知らないわけではないのですが、身に染みているかどうかはまた別の話なのかもしれません。

ただ、善意に解釈すると、医者という立場上、患者さんを治してあげたいという気持ちが勝ちすぎて、薬の副作用よりも薬の効果をより優先させてしまうのかもしれません。

本題に入る前に、少しだけ押さえておかなければいけないことがあります。

誤解されている方もたくさんいると思いますので、まずはここでその誤解を解いておきましょう。

みなさんのなかには、医者がたくさん薬を出すのは、「医は算術なり」ではないですが、お金儲けのためだと思っている方もいるのではないでしょうか。

しかし、これはまったくの勘違いです。いまの医療制度では、医者が薬をたくさん出しても、医者自身は儲からないのです。

なぜなら、仕入れ値段と販売値段（公定です）がほとんど同じだからなのです。つまりほとんど差益（儲け）がないのです。

むしろ、販売にかかわるいろんな手間や人件費を考えると、医者が薬を処方して、自分のクリニックで販売すると、基本的には儲かりません。それなりに薬の種類を揃えると、期限切れの薬も出てくるので、往々にして赤字になってしまいます。

ですから、多くのクリニックは、自分のクリニックで薬を売るのではなく、近くの薬局で薬を買うようなシステムになっているのです（これを医薬分業といいます）。

もっともそうすると、今度は患者さん側の手間と金銭的な負担は少し増えてしまうことになるのですが、それは国が決めたことなのでしかたがないというしかありません。

ですから、医者が薬を売って大儲けできたのは、昔の話なのです。

昔は、医者の技術料を低く抑える代わりに、医者は薬を売って儲ければいいという、国と医師会との暗黙の了解が成り立っていたシステムでした。つまりその当時の多くの医者は、薬で大儲けできたのです。そんなイメージがいまも残っているのかもしれません。

しかしいまは、医者の技術料は以前とあまり変わらないにもかかわらず、薬の値段が抑えられてしまったので（差益がなくなった）、クリニックや病院の経営はどこも火の車で、そのため昨今ではクリニックや病院がどんどん潰れ、公立病院から医者がいなくなっているのです。

現在、クリニックや病院をうまく経営していこうとすると、とんでもなく多くのエネルギーが必要となります。きっと多くの医者は、それなりの犠牲を覚悟のうえで、それでも地域医療に貢献しようという強い思いに駆られて、頑張っているのだと思います。医者は金持ちであるというのは、過去の話なのです。

医者は免罪符として薬を出している

それでも、やはり〝なぜ薬をたくさん出すのか〟という疑問が残ってしまいます。

たくさんの薬を出すのは、実はいくつか理由があります。

1つは、免罪符として薬を出している、ということです。

それぞれの病名（診断名）に対して、標準治療といって、大まかな治療の指針（マニュアル）が定められています。

たとえば、若い人で血圧が高い場合には、上の血圧は130未満、下の血圧は85未満にせよという数値目標が定められていて、それに則って治療することになっています。

そして、まずはその目標数値に向けて治療がスタートするわけです。そしてその設定目標がクリアできるまで、薬は増えていくことになります。なぜならその目標をクリアしていなければ、ちゃんと治療をしていないということにもなりかねないからです。

つまり、目標に届かない場合は、「きちんと治療をしてもらっていない」と、仮に患者側からクレームがきても、しかたがないのです。責任問題にもなりかねません。

そして、標準治療の手段として許されるレパートリーは、基本的には、手術（処置）、放射線、薬しかないのです。驚くべきことに、メニューはたったの3種類なのです。

医者としては、標準治療に則って、マニュアルどおりに、やるべきことをちゃんとやっていれば何も問題はありません。むしろ逆に標準治療どおりにやっていないと、たとえいい結果が生じたとしても、場合によれば文句をいわれるおそれがあるのです。ましてや、たまたま容体が悪化してしまった場合には、たとえ薬の有無が結果に関係なかったとしても、ほかのクリニックや病院では出してくれたはずの薬を出してくれなかったからだといわれてしまえば、抗弁は苦しいものになります。「定められた標準治療をやっていない」という理由からです。

昨今は欧米の影響もあるせいか、医者と患者の間で何か行き違いがあると、即裁判ということもありえます。以前では考えられなかったのですが、いまや医療裁判の1つや2つ抱えている医者は私のまわりにもごまんといます。また、とんでもないモンスターペイシェントも至るところにいます。

世知辛いとはいえ、常識がまったく通用しない患者さんも少なからずいらっしゃいますので、医者も自分なりに身を守らなくてはいけないのです。

そんな背景もあり、患者さんのためにと思って薬を減らしたとしても、結果次第で文句をつけられるなら、いっそのこと最初からリスクを避け、おとなしく標準治療だけをやっておこうという消極的な気持ちが働くのも否めません。

こちらに義があると確信していても、誰だって裁判沙汰になるのはうっとうしいものです。たとえ裁判で勝つ確率が高くても、裁判沙汰になればそれなりに手間とお金もかかってしまうからです。

ですから、できるだけ標準治療どおりに、あるいは患者さんが訴える症状に過不足なくカバーできるよう、たくさん薬を出しておこうというふうになってしまうのです。

標準治療から大きくはずれることなく、しかも患者さんの望むとおりに薬を出してきさえすれば、基本的には文句が出ることはありません。万が一、裁判に訴えられることがあっても、標準治療という錦の御旗が身を守ってくれますので、まず負けることはないのです。

極端な話になりますが、標準治療をやっている限り、たとえ患者さんがどうなろうと、法的にはセーフなのです。

しかし、標準治療では救える見込みがないからと、ほかの治療を試してみようとするのはNGとなります。しかもそれでうまくいかなければ、基本的には有罪となってしまいます。

したがって、標準治療では治らないとわかっていても、私たち医者はお金を稼いで生きていかなくてはいけません。そうすると無駄だとわかっていても、標準治療をやるしかないのです。

誰が聞いても、まったく理不尽な話です。しかし、これが現実なのです。

私は、自分が医療にかかわっていながらも、いまの医療のあり方は、残念ながら理想とはほど遠いと思っています。ですからこのような本を書いているわけなのですが、その最も大きな要因は、医者と患者との信頼関係が薄すぎるという点に集約できると考えています。

だからこそ病気を治すには、医者と患者の信頼関係はどうしても不可欠なのです。つまり治療は患者が主治医を全面的に信頼することから始まり、その全幅の信頼に応える形で、主治医は全身全霊で治癒への道筋をみつけていく。それが本来の医療のあり方だと私は考えます。

特に難しい病気を治癒に導くには、信頼し合った患者と医者の協同作業が必須となるのです。

いまのように、医者は「下手をすれば患者から訴えられるかもしれない」と思い、患者は「この医者は本当に大丈夫だろうか」と、患者も医者もお互いに信用していないから、インフォームドコンセントとか、セカンドオピニオン云々の話になってくるのだと思います。

もちろん、信頼し合っていないバッテリーにいい結果（勝利）が期待できないのと同様に、信頼関係が薄い主治医と患者では、いい成果（治癒）が得られるはずがないのです。

とどのつまり、いまの医療は、医者と患者の信頼関係がうまく築けないため、もっぱら標準治療だけになってしまっているのではないかと思います。これこそ私たち日本国民にとっては大きな損失だと思います。しかし、そういう愚かな選択をしている張本人こそが、私たち日本国民でもあるのです。

薬を出さないとクレームがくる

老人ホームのお年寄りを思い出してください。実にたくさんの薬を持参してやってこられます。

なんでこんなことになるのか、個人的にははなはだ理解に苦しむのですが、「薬を出してくれない＝治療してくれない＝診療拒否ともなりかねない」ことも一因としてあるようです。

ご存知のように、医者は基本的には診療拒否はＮＧなのです。正当な理由なく、患者さんの診療を拒否すると、場合によれば、医師免許がはく奪される口実にもなりうるのです。

ですから、薬を出してほしいと強くいわれてしまうと、医者はなかなかＮＯといえないのが現状で、ついつい薬を出してしまう背景もあるのです。

やはりこれも、医者と患者に信頼関係がないからでしょう。

たとえば風邪を例にあげてみましょう。

みなさんが風邪をひいて、とあるクリニックを受診したとしましょう。あるお医者さんから、「薬なんか飲まないで家でゆっくりと休みましょう」といわれたとして、賢明なみなさんは素直に納得してくれると思いますが、現実にはそうでない人たちも大勢います。

もちろん、薬など飲まないで水分をじゅうぶん補給しながら家でゆっくりと休むのが正解なのですが、なぜか多くの方は、薬を出してくれることを期待します。

ですから、病院に行っても薬を出してもらえず、そのあとたまたま症状が悪化したとしたら、往々にして、それは「薬をくれなかったせいだ」ということになるのです。

逆に薬をもらって飲んで、薬の副作用が出たとしても、それが先に触れたＳＪＳのような命にかかわる副作用であったとしても、道義的にはともかく、法的にはなんら問題はないことになります。

本当は薬など飲まないほうがいいと思っていたとしても、患者からリクエストがある限り、標準的な薬でも出しておいたほうが無難だということになるのです。それは風邪以外でも同じです。

私自身にも苦い経験がいく度かあります。

老人ホームに入ってこられる方たちの薬をできるだけ少なくするよう心がけていることは先にもお話ししたとおりです。

血圧の薬や糖尿病の薬などを積極的に減らしたり、可能であればゼロにしたりしています。そうすると、ご家族の方が軽い気持ちで、元主治医にそんな近況を伝えることがあります。それを聞いた元主治医から私へクレームの電話が舞い込むこともたまにあります。

「薬をいきなりやめたわけではなく、食事をはじめ生活習慣を変えていただいて、結果として薬がいらなくなっただけですよ」と、順を追って丁寧に説明すると、もちろん誤解は解け、たいていは事なきを得るのですが、やはり誤解を解く手間やエネルギーは少なくありません。

また、過去に1度だけですが、きっと元主治医が、私が無理に薬をやめさせているというような密告をしたのだと想像しますが、行政側（近畿厚生局）から、「なんで薬を出さないんだ!?」というお叱りの連絡を受けたこともあります。もちろん、このときもちゃんと事情を説明しましたが、そんなくだらないやりとりだけでも、相当にうっとうしいものです。みんながやっているように、私も標準的な対応をしておいたほうが、波風が立つこともなく、平和で安心という心理が働くことも皆無ではありません。

自信がない医者ほど薬を出したがる

さらに、勉強不足の医者が、誤診をおそれるために薬をたくさん出しているというのも一因かと思います。

〝下手な鉄砲も、数打てばあたる〟つまり、いくつか薬を出しておけば、そのなかのどれかがあたって症状が治るのではないか、という浅はかな考えともいえます。

医者はみんながみんな、腕がいいとは限りません。なかには杜撰《ずさん》な医者もいるでしょう。

ただ、一般的な傾向として覚えておいてほしいのは、「腕のいい医者ほど処方する薬は少ない」ということです。できない医者、つまり勉強不足で腕に自信のない医者ほど、たくさん薬を出す傾向にあります。これは本当です。

自分の診たてに自信がなく的確に診断できないために、思い浮かぶありとあらゆる病名のすべてをカバーできるように薬を出しているのだろうと勘ぐりたくなる医者も、現実には少なからずいるのです。

ちなみに実態はどうなのかと調べてみたことがあります。

私が通っている老人ホームの1つに、1年間（平成21年1月〜12月）入所されてきたお年寄り計66人が持参した薬を数えてみました。

その結果、彼らが1日に服用している薬は平均12種類で、その数は23個でした。彼らは入所してくるその日まで、少なくとも数年以上もずっとこれだけの薬を飲み続けていたということです。

1日に23個ということは、毎食後ごとに飲むとしても、毎回8つぐらいの薬を飲んでいるわけです。数日くらいならまだ我慢できるにしても、何カ月も何年もずっとそれを続けなければいけないとなると、そのストレス負荷たるや、私にとっては地獄そのものです。

実際に数えてみて、唖然《あぜん》とするばかりでした。

しかも、その処方箋のなかには地元の基幹病院である大学病院や自治体病院のものも多く含まれているのです。

もちろん入所されてきたからには、私としては、そんな危険で杜撰な状況を見逃すわけにはいきません。すべてとはいいませんが、ほとんどが不要な薬とあいなり、実際には3〜4種類以内の薬でおさまるようになります。それでよくなることはあっても、悪化することは皆無です。

西洋医学一辺倒の日本はおかしい

いまの医療（現代医学）は、西洋医学の考えをベースにしているために、どうしても薬の数が増える傾向にあるのかもしれません。

このあたり、少しわかりにくいかもしれませんので、解説しておきましょう。

わかりやすくするために東洋医学と比較してみます。

東洋医学と西洋医学の考えの大きな違いは、病気のとらえ方です。

病気に関して、東洋医学は体全体が病んでいるととらえるのに対して、西洋医学はある臓器や部分が病んでいると考えます。

したがって、東洋医学では、体全体を治そうとするのに対して、後者は病んでいるある部分や症状を治そうとします。

ですから、東洋医学には、手術というような、特定の部分をターゲットにした、そして即効性のある手段は手の内にありません。

どちらかというとゆっくりと、もともと備わっている自己治癒力を高めながら、自然の流れに任せ、崩れてしまった体全体のバランスを元に戻そうとするわけです。そのため、少し辛気臭い部分もあります。

一方の西洋医学では、病気になった部分（たとえば臓器）をとり除いたり、とりかえたり、あるいは症状を解消するために、すぐに効果が現れる切れのいい薬（西洋薬）を出したりするわけです。つまり西洋医学をベースにした医療は、対症治療が特徴だといえます。すなわち、「病気を治す＝症状を治す」となるわけです。

たとえば、「血圧の値が高ければ、血圧の値を下げればいい」「血糖の値が高ければ、血糖値を下げればいい」「頭が痛ければ、頭痛がなくなればいい」、すなわち症状や現象に応じて対処していくという発想です。

しかしそのために、頭が痛い↓鎮痛薬、胃があれる↓胃薬、眠れない↓睡眠薬や精神安定剤、便秘↓便秘の薬……というふうに薬が際限なく増えていってしまうのです。

東洋医学の考えは、人を元の元気な状態に自然に戻してあげようというものですから、時間と手間がかかる部分はあります。まずは生活習慣、特に食習慣を整えることから治療は始まります。

そして、その延長として、たとえば中国では、生薬の組み合わせ、つまり中医薬を薬として用いるのです。1つの成分だけがたくさん含まれている西洋薬と違い、多くの成分が少しずつ含まれる中医薬は、どちらかというと、その性状は食事に近いせいか、あまり即効性は期待できません。

しかし、そのぶん副作用も少なく、自然に体調を整えるという、東洋医学がめざす主旨に合致した治療手段なのかもしれません。ただ、少しまだるっこしい感は否めませんが。

西洋医学と東洋医学、どちらがいいとは一概にはいえないのです。ただ明らかに、病気のとらえ方と対処のしかたが違うということはいえます。もちろん西洋医学が得意とする対症治療もとても大切です。しかしそれだけが治療手段のすべてではないということも知っておいたほうが、体のためだと思います。

日本の医療は残念ながら、偏っています。すなわち西洋医学一辺倒なのです。

ところが、私はこの目で何度も確かめに行きましたが、中国や台湾はもちろん、韓国、ベトナムだけでなく、アメリカやオーストラリア、ドイツなどの先進国でさえ、いまや積極的に東洋医学の考え方をとり入れているのです。

日本のように、東洋医学の考えがこれほど無視され続けている国は、世界を見渡してみてもあまり例がないのです。

治療の選択肢が増えれば増えるほど、いいとこどりをすればいいわけですから、東洋医学の考えも日本の医療に組み入れたほうがだんぜん得になることは明らかなのです。

薬を出す医者が一方的に悪いわけではない

もっとも、標準治療が定まっていることは、ある面では便利なことでもあります。医者ももちろん患者やその家族にも、おおまかな治療方針が示されているわけですから、自分が受ける治療法のおおよそがわかりますし、そのぶん安心感も得られるでしょう。

しかし、いまの標準治療はベストとはいいがたいものです。もちろん間違いとまではいえないかもしれませんが、少なくともベストではありません。

なぜなら、特に慢性病、つまり生活習慣病に関しては、根本治療が欠けているからです。

しかし、いまの医療制度では、特に保険診療のもとでは、正当な治療法、つまり点数がちゃんととれて裁判沙汰にならない治療手段は、先にも触れましたが、手術（処置）か放射線照射か薬しかないのです。基本的には対症手段です。

風邪の例をあげましたが、ベストの治し方は、薬を飲まないで、水分と栄養を確保しながら家でゆっくり体を休めるというものです。しかし、そんなアドバイスを患者にしても、点数はゼロです。したがって、あながち間違いではないとして、おおかたの場合、風邪薬を処方することになり、それが標準的な治療となってしまうのです。

しかも、少なくとも保険診療をしている限り（ほとんどの医療機関は保険診療をしています）、標準治療以外の治療法を患者さんにすすめることはＮＧなのです。

本来、医者は医業で儲けてはいけないとされています。自己矛盾するような話なのですが、ある程度は儲けがないと医者も生活できません。ですから無難な選択をする医者が多いのは、誰にも責められないことだと思います。

もっとも病気の予防や健康の増進が医者の務めとして正式に認められ、点数がのっかるということにでもなれば、話は別なのでしょう。それは私たち国民が決めることですが、国民のためにも、そして医者のためにも、一日も早くそうなってほしいと切に願うばかりです。

製薬会社の一人勝ち

とはいえ、はなはだ少数派ながらも、なかには勇猛果敢な医者もいます。薬を飲むな、薬は毒だ……と真実を語ります。

　しかし残念ながら、たいていはいろんな方面からバッシングを受け、最終的には叩き潰されてしまいます。

　私の知り合い（もちろん匿名です）で、非常に勉強熱心、研究熱心な医者がいます。常にいい治療法はないかと、英文の論文をかたっぱしから読むのはあたりまえのこと、いい治療法があるという噂を聞きつけると、中国やフィリピンをはじめ、さまざまな国の民間療法までも視野に入れ、可能な限り実際に自分の足と目で確かめに行き、場合によってはそこで弟子入りまでして、技術や智慧を習得してくるわけです。

　そんな生きざまに、そばでみている私などは、「これぞ医者の鑑《かがみ》だ」といつも頭が下がってしまうのですが、残念ながらそんな技術や智慧を日本の診療現場で活かすことができないのです。せっかくの彼の努力も、標準治療という壁に阻まれ、日本では宝の持ち腐れとなるのです。

　少なくとも医療界で生きていくには、薬のことを悪くいったり、製薬会社を叩いたりするのはタブーです。いくら正義を振りかざしてみたところで、所詮は孤軍奮闘《こぐんふんとう》となるだけで、勝ち目はありません。

特に日本は、あまりにも国民がおとなしすぎて大きな声をあげないせいもあり、正義感あふれるパイオニアはいつも討死にです。日本という土壌では、正義はなかなか勝てないのかもしれません。

先ほど、薬がいくら売れても医者は儲からない理由を説明しましたが、ではいったい、誰が儲けているのか、ということになります。

実は、製薬会社の一人勝ちなのです。

もちろん、政治家をはじめ官僚や、天下りした元官僚、御用学者といわれる偉い先方など、製薬会社にコバンザメのように群がる人たちも含めると、厳密には製薬会社の一人勝ちとまではいえないのかもしれませんが、製薬会社が社会に及ぼす力は、それほど小さくはありません。

たとえば医学研究費について、日本は国からの助成は潤沢ではなく（アメリカの10分の1以下）、やはり多くを製薬会社（医療機器メーカーも含めて）に依存しなくてはいけない構造になっています。ですから、ありがたくスポンサーとなってくれる製薬会社を敵にまわすことは得策ではないということになります。

私自身にも苦い経験があります。若い頃ですが、某製薬会社の抗けいれん剤（けいれんやてんかんを止める薬）を飲むと、患者さんのリンパ球の数が急激に下がることに気づき、もう少し詳しく調べてみようとしたことがありました。

しかしその某製薬会社が、私が所属していた医局のスポンサーだったこともあり、私の計画は即刻握り潰されてしまいました。

また、別の製薬会社の話ですが、当時きのこを用いた製剤で、免疫力を高める薬を開発中でした。私もその基礎研究のお手伝いをすることになり、いろいろと実験をやっていたのですが、製薬会社が意図するような芳しい結果がなかなか得られませんでした。

「むしろ運動や食事を改善したほうがよほどリンパ球の数も増えるし、NK細胞の活性も増えるのに」と、そんな不埒《ふらち》な気持ちで実験に臨んでいた私の姿勢が悪かったのかどうかわかりませんが、結局はそのチームからはずされてしまいました。

根強い薬信仰　はびこる薬信者

薬がたくさん処方されてしまう理由として、私たち国民の薬に対する勘違いもあげられると思います。

特に日本では、この薬に対する思い、つまり薬信仰は非常に根強いものがあります。もちろん薬信者は日本の至るところに生息しています。

「薬は薬、絶対によいもの」という信条を持っています。

「薬は毒、毒を以て毒を制する」という正論は当然ながら無視されます。

老人ホームに入居されてくるお年寄りの多くも薬信者です。ですから一応は、「あまりたくさんお薬を飲まないほうがいいですよ」と言葉をかけますが、それ以上、無理強いはしません。

なぜなら、いっても無駄だからです。いや、無駄どころか返り討ちにあう危険性もたぶんにあるからです。信仰をくつがえすことは、往々にして理屈では不可能です。

薬信者にとって、薬を出さない医者なんて、やぶ医者以外の何ものでもありません。

ですから、あまり抵抗すると、やぶ医者のレッテルを貼られてしまいます。いったんそんなレッテルを貼られると、心を閉ざされてしまって、まったくコミュニケーションがとれなくなるので、慎重にいかなくてはなりません。

老人ホームでは、やぶ医者呼ばわりされるくらいですむかもしれませんが、巷《ちまた》のクリニックや病院で薬を出さないとなれば、場合によれば、やぶ医者呼ばわりどころではすまないかもしれません。

ひょっとしたら、先ほどお話ししたとおり、「薬を出さない＝診療拒否」と短絡して、本当に訴えられるかもしれません。たとえ訴えられないにしても、かなりの風評被害をこうむってしまうことは間違いないのです。

私自身にも似たような経験があります。某市立病院で働いていた頃の話ですが、ある日突然、病院の事務長から呼ばれて、お叱りを受けたことがあります。

その内容を聞いて、私は驚いてしまったのですが、私が処方する薬の量（数）があまりにも少なすぎるというものだったのです。「よくもまぁ、入念に調べているな」と、なかば感心したのですが、過去6カ月の私の処方内容のすべてが、一覧表になって差し出されたのです。

ただ、処方数が少ないことがなぜお叱りにつながるのかが、私にはイマイチ飲み込めなくて、きっと、「それがどうした？」というような生意気なオーラを出していたのだと思います。

そんなオーラを、その事務長はすぐさま感じとったのか、すかさず「医者が患者に薬を出すのはあたりまえ、ちゃんと薬を出してくれないと、『市立病院は薬も出してくれない』と議員や市民からクレームがくるし、売り上げにも響きます」というようなことをいわれました。

つまり、市立病院に悪い評判が立つと困るから、ちゃんと薬を出せということです。

薬が必要ならばもちろん出すのはあたりまえですが、不必要であれば出さなくてもいいのでは？　という、しごく単純で、子どもでもわかる理屈が通らないのです。

医者は、「場合によれば薬は不要だ」ということも患者に教える義務があると思います。もちろんそれで納得してもらえなければ、それはそれでしかたがないと思いますし、あとは密にコミュニケーションをとっていきながら、薬に対する誤解を解いていくほかないと思います。

スティーブンス・ジョンソン症候群はおそろしい

「はじめに」で私のスティーブンス・ジョンソン症候群（ＳＪＳ）の話を聞いていただきましたが、その当時はＳＪＳなんて言葉は、医者でもほとんどなじみがなかったと思います。

２０１２年5月の報道をきっかけに、街の薬局で売っている風邪薬を飲んで命を落としたり、あやうく命を失いかけたりという人が少なからずいるというニュースが最近は世間をにぎわせています。したがって、さすがにいまは、「ＳＪＳを知らない」という人は少なくなったと思います。

ＳＪＳは一種のアレルギー反応です。私たちの体になじみのない刺激によって、特に皮膚、粘膜、目にアレルギー反応を引き起こし、それが喉や目や顔から全身に広がっていくのです。

発熱や喉の痛みから始まる場合もあるので、風邪と間違われることが多いのですが、次第に発疹が出現し、症状も全身に広がり、病状が時間とともに重くなっていきます。

問題なのは、ほとんどの人がただの風邪だと思って気にもとめないため、対処が遅れてしまう点です。時間が経つと治るだろうと高をくくっていると、治るどころかどんどんと重くなっていきます。そして気づいたらとんでもなく病状が進んでしまい、場合によれば手遅れとなり、失明したり、命を失ったりするのです。

ところが、早く気づいて、ステロイド剤や場合によれば抗生物質などを用いて適切に対処すれば、ほとんどのケースで重症化することはないのです。

ちなみに、このSJSは、新手の感染症でもなんでもありません。すでに100年も近く前の1922年にアメリカの2人の小児科医師、アルバート・メイソン・スティーブンスとフランク・チャンブリス・ジョンソンがその存在を確認し、共同で発表した論文（American Journal of Diseases of Children）により、知られるようになったのです。もちろんSJSの名前は2人の名にちなみます。

つまり昔からあったむしろ古手の病気なのですが、なぜこんなに大騒ぎするようになってしまったのでしょうか？

薬の副作用などは、ごく軽いものを含めると、臨床現場ではよく起こることですし、それほど珍しいことでもなんでもありません。

薬はコンビニやインターネットでも手に入るようになるなど、どんどん私たちにとって身近なものとなっています。それは便利なことだと思うかもしれませんが、一方で、薬のこわさについて認識している人がほとんどいないことが問題だと私は思っています。自由度が増えると危険度も増すということを、私たちは知っておく必要があるのです。

一方で、薬を世にもっと広めようという人たちもたくさんいます。彼らは、「SJSの犠牲者など、年にたった100万人に数人くらいじゃないか、非常に稀にしか起こらないできごとだ、誤差の範囲だ」と主張します。

たしかに、統計的には100万人に数名かもしれません。

しかしその確率をどうとらえるかは、人それぞれだと思います。

また100万人に数人というのは、薬を飲まない人たちも含まれているわけですから、薬を飲む人に限れば、その確率はもっと高まります。もちろんたくさん薬を飲めば飲むほど、確率が高まるのは当然のことです。しかもSJSは対処が遅れると、ほとんど死んでしまうか、重い後遺症が残ってしまうのです。

実は、ＳＪＳを引き起こす薬は風邪薬だけではありません、痛み止め、抗生物質、睡眠薬、消化性潰瘍薬、抗不安薬、精神神経用薬、緑内障治療薬、高血圧治療薬など、ありとあらゆる薬がＳＪＳを誘発する可能性があるのです。もちろん市販薬だけでなく、医者が出す薬にも危険性があります。

日本ではいまだに薬信仰が根深く、薬を無条件にありがたがり、異様に飲みたがる人たちが多数派をしめています。

しかし、最初から「薬を飲みたくない」とはっきりと意思表示される患者さんも、ごくごく少数派ながらも少しずつ増えつつあるのも確かです。

「薬を飲みたくない」といい張る患者さんがいるなんて非常にすばらしいと、私などは思わずその患者さんの手を握りたい気持ちになるくらいですが、その背景には、ようやく、頭の柔らかい、そして勇気ある医者たちが、ちらほらと現れ始め、「本当は薬を飲まないほうがいいよ」と正しい助言をしているのでしょう。

西洋薬の歴史はたったの110年あまり

薬は昔からあったと思っている方も多いのではないでしょうか。

「昔から『薬食同源』という言葉があるのでは？」と思う方もいるでしょう。

ですが、そうではありません。日本で普及しているのは西洋薬です。先にも少し西洋医学と東洋医学の違いに触れましたが、西洋薬と従来の薬、つまり生薬の組み合わせ（漢方薬とか中医薬とか民間薬）との違いを、ここで少し押さえておきましょう。

薬食同源の考え方に出てくる薬とか、昔から伝わる、たとえば「良薬は口に苦し」などのことわざや言い伝えに出てくる薬は、生薬の組み合わせであって、西洋薬のことをさしているのではありません。

昔からの薬と、いまの西洋薬は、同じ〝薬〟と呼ばれているとはいえ、まったく違う代物といえます。

西洋薬は有効成分が単一つまり1種類の化学物質で、感染症の原因細菌を殺したり、熱や痛みをとったり、血圧を下げたりなど、1つの症状に対して強い効果があります。

一方、漢方薬や中医薬などは、複数の生薬を組み合わせた薬で、それぞれの生薬が多くの有効成分を含んでいるので、1つの処方でもさまざまな作用を持っています。したがって、食の延長ととらえることもできます。

ところで西洋薬は、いったいどれくらいの歴史があるのかご存知でしょうか?実は意外に短く、なんと人類はこの西洋薬に出会ってまだ110年くらいしか経っていないのです。

西洋薬の第1号は、消炎鎮痛剤として知られているアスピリンです。アスピリンはアセチルサリチル酸という単一の化学物質で、世界ではじめて人工合成された医薬品です。1899年3月にバイエルというドイツの製薬会社で誕生しました。

つまり、西洋薬の歴史はほんの1世紀ちょっとです。医療の歴史のなかでも、西洋薬ははなはだ新参者なのです。

にもかかわらず、西洋薬の人気は絶大です。あっという間に現代医療の主役の1つにまでのぼり詰めてしまいました。理由の1つは、即効性にあるのかもしれません。不快な症状をたちどころに解消してくれ、血圧、血糖値、コレステロールの値をいっきに下げてくれるのですから、人が惹きつけられてしまうのも当然です。また、麻酔薬などは手術にはなくてはならないものですし、瞬時に意識や痛みをなくしてくれるわけですから、まさに現代医療の象徴としてもてはやされるのはよくわかるところです。

人工的に合成されて次々につくられる西洋薬は、科学技術の粋を集めた人知の結晶ともいえる逸品かもしれません。病気の原因を分子レベルで解明し、分子レベルで病気を治す。それには西洋薬が治療手段として恰好のアイテムとなります。

漢方薬のふるさとであり、中医薬のお膝元である中国でも、昨今は、西洋薬のほうが人気が高いと聞きます。その現れでしょうか、いまや中国は日本を追い抜いて、世界第2位の薬の大量消費国となっています。

文明が進むにつれて、西洋薬の消費は増えていく。しかし、西洋薬に対する認識が、その消費の速さに追いついていないというのが、私の医療者としての個人的見解です。

第3章

薬は毒だと思え

「薬」＝「得体のしれないもの」

私たちがふだん口にしている食材は、先祖代々食べてきているものです。それらは長い年月をかけ、世代を越えて、安全性や有効性を身を以て確かめてきているものばかりです。

一方で、時にあまりなじみのないものを食べると、お腹の調子が悪くなったり体調を崩したりすることがあります。腸内環境が変わってしまうせいか、食べるものや飲む水によって体調を崩してしまうこともよくあります。もちろん衛生上の問題や飲み水に含まれるミネラルの成分が異なるという理由もありますが、ただ食べ慣れないだけという理由も大きいと思います。

そんなことを経験したり聞いたりすることで、多くの方は海外や慣れない土地に行ったときには、それなりに食べ物や飲み水には注意するはずです。

しかし、一方で、薬についてはどうでしょうか。

はじめて出された薬は、みなさんにとっては食べ慣れないもののはずです。

そんな薬に、どれほど慎重になり、躊躇《ちゅうちょ》されるでしょうか。

私がいままでみてきた限り、多くの方は、はじめての薬でも、ためらうことなく飲んでいます。怪《け》訝《げん》な顔をして匂いをかいだりする人をいままでにみたことはありません。

でも、よくよく考えると、なんだかおかしいとは思いませんか？

未知の食べ物や飲み水と、未知の薬とでは、あまりにも接し方が違いすぎるではありませんか。それこそ薬へのえこひいきだといわれても、きっと返す言葉がないはずです。

食べ物にも副作用はある

少し話がそれるかもしれませんが、それでは、私たちが食べ慣れている食材であれば、１００％安全なのでしょうか？　もっとも、ここでいう〝安全〟とは、放射能汚染や農薬汚染など、人為的なリスクを問う話ではありません。

実は、私たちがふだん食べ慣れている食べ物（食材）にも毒性があり、副作用があります。厳密にいうと、この世のなかには、私たちの体にとって、１００％無害の食べ物なんてないのです。

トマトは体にいいものです。そこに異論のある人はいないと思います。

ちなみにトマトは約900種類の物質から成り立っていて、物質が明らかになっているのは約400種類、あとの約500種類は未知の物質で、何ものかもよくわかっていません。

しかし微量ですが、確実に毒性の物質も含まれているといわれています。それはトマトだけにいえることではなく、あらゆる植物（生物）にあてはまることです。

また、いくらトマトが体にいいからといって、トマトだけを食べていると、どうなるでしょうか。より健康になると思いますか？　もちろん、そんなことはありません。栄養が偏ってしまい、体調は崩れてしまうでしょう。

余談ですが、その原理を利用したのがリンゴダイエットをはじめとする、ワンフードダイエットです。リンゴでもトマトでもなんにしても、栄養が偏ると、確実に体調を崩して、結果として減量には成功することになるのです。

ですから私たちは、食材それぞれの毒性を薄めたり相殺したりするため、そしてもちろん栄養の偏りをなくすためにも、いろんな食材をとる必要があるのです。

ここで話を戻します。薬を飲むということを冷静に考えてみましょう。もちろんここでいう薬は西洋薬のことです。

薬の歴史は浅く、私たちにとってなじみのある食べ物では決してありません。おまけに西洋薬は、1種類の成分のみで成り立っています。イメージとしては、理科の実験室の試薬です。つまり人工合成化学物質にほかなりません。そんな化学物質を体内に入れてしまうわけですから、きっと大変なことが体のなかで起こるであろうことは容易に想像できるでしょう。

ちなみに野生動物は、カプセルや錠剤は決して口にしません。それが自然な態度ではないかと私は思ってしまいます。

私たちは命をつないでいくためにものを食べ続けてきましたが、より元気になるため、より健康に生きるために、先人たちが工夫を重ねてきました。いろんな食材を組み合わせることで、食材が持つ毒性を相殺できるように、あるいは逆に相乗効果が発揮できるようにと、昔から食べ合わせの工夫や試行をしながら、いまの食習慣にたどり着いてきたともいえます。

そんな食の歴史のなかで、体への効果（薬効）に重点をおきながら、身のまわりの植物（動物や鉱物なども一部含まれますが）のなかから有用な材料を特別に選んだのが、いわゆる生薬であり、その生薬をうまく組み合わせたものが中医薬（日本では漢方薬）です。

それぞれの生薬にはたくさんの物質が含まれていて、もちろん有用な物質も多く含まれていますが、毒となる物質も少なからず含まれています。そのような生薬をうまく組み合わせることによって、食事と同じように、毒性を相殺しながら、薬効部分がより際立つようにと工夫を重ねてきたのです。

つまり、できるだけ自然な形で、副作用を極力少なくしながら、最大限に効果を引き出そうという試みなのです。食事の延長のように、できるだけ体にやさしく自然な形でつくられた薬が、漢方薬や中医薬です。これが薬食同源といわれる所以《ゆえん》でもあります。

この生薬は、もちろん1成分しか含まない西洋薬のような激烈な副作用はほとんどありませんが、それでも副作用がまったくないわけではありません。そのため、漢方薬や中医薬では、常にさじ加減がつきものです。経過を定期的に診ていきながら、処方（生薬の量やその組み合わせ）を小まめに修正していくのです。

本来、薬とはこういうものをさすべきではないでしょうか。

薬は体内の秩序を乱す侵入者

私たちの体のなかでは、さかんに化学反応が起こっています。私たちの60兆個の細胞と、私たちの体に居候《いそうろう》している約６００兆個の細菌たちの間で化学反応がつつがなく遂行され、私たちの体はうまく維持されているのです。

化学反応が遂行されるには、酵素（タンパク質）、ビタミン、ミネラル、ファイトケミカルなどの栄養素が必要ですし、化学反応の舞台となる細胞を作るには、脂肪酸（必須脂肪酸）やコレステロールも材料として不可欠です。もちろん化学反応にはエネルギーもいりますので、酸素、水、炭水化物（糖）、脂肪もそれなりに必要となります。

ほぼすべての化学反応が滞りなく遂行されていることが健康な状態と考えていいと思

います。一方でどこかの化学反応が滞っていたり、あるいは逆の反応が起こっていたりするのが、体調不良や病気ということになります。

ただ、私たちの体には、いまだに誰も説明できない〝復元力〟というとても不思議な力が備わっています。したがって体内で繰り広げられている化学反応は、理科の実験室で観察されるような化学反応ではなくて、少々のリズムの崩れくらいは、自分の力で自動的に修正できるようになっています。

この復元力は、自己治癒力、生体エネルギー、氣、チャクラなどと呼んでいますが、実態はよくわかっていません。

おおまかなイメージとしては、体内で展開されているこの化学反応のリズムを崩してしまうことが健康を害することですし、リズムが大きく崩れてしまった状態を病気ととらえるとわかりやすいかと思います。

では薬を飲むと、体内の化学反応はどうなると思いますか？

もちろん、リズムが崩れていた、ある部分の化学反応は是正されるかもしれません。

そのための薬なのですから、そうあってほしいわけです。

問題はそのあとのことです。薬は化学物質の1つですから、是正したいある部分だけに作用するわけではありません。きっと体の各所でいろんな反応を引き起こすでしょうし、それによって、ある部分の化学反応は乱されると想像できます。

これが薬の副作用です。

副作用によっては、すぐに不快な症状が出てくるかもしれませんし、すぐには症状が出なくても、ひそかに好ましくない反応が水面下で起こっているかもしれません。

ただ少なくともいえることは、薬を飲むと、本来の化学反応ではなくなってしまうということです。体内のどこかの化学反応が損なわれているといっていいかと思います。

つまり、薬は体内の秩序を乱す侵入者という見方もできると思います。

これが薬を飲むということです。

もちろん、それだけの犠牲をはらってでも、得られるメリットが大きければ、薬を飲む価値はあるでしょう。しかし、少々の乱れや崩れくらいであれば、あえて薬を飲まなくても、先ほどあげた不思議な復元力に任せてしまうという手も〝あり〟ではないでしょうか。

大事な仕事を明日に控えている場合など、なんとか今日中に熱を下げなくてはいけないということもあるかもしれません。

そんな場合には西洋薬は恰好です。即効性が期待できますので、その場しのぎには抜群のアイテムとなります。

私たちには自己治癒力が備わっていると話しましたが、自己治癒力が本領を発揮するには少しばかり時間を要します。したがって、明日の仕事には間に合わないおそれがあります。

もちろん、SJSになる可能性はゼロではありませんので、100%安全といい切るわけにはいきません。しかし明日の大事な仕事をうまく乗り切るために西洋薬を飲むのは、時と場合によっては、とても現実的な選択といえるかもしれません。

ただ、やはり念頭においておかなくてはいけないのは、100%安全ではないという点です。薬はもともと毒ですから、薬を飲むということは、毒を以て毒を制しているんだという現実を忘れないようにしなくてはいけません。

そう思うと、薬を飲むのは必要最低限にしよう、もちろん薬の常用は避けようという気になるのではないでしょうか。

薬の解毒に肝臓は大わらわ

体内に入った薬、つまり人工合成化学物質は、きっといろいろな化学反応に影響を及ぼしながらも、いつかは肝臓で無害な物質に変換され、そのほとんどは腎臓を経て、おしっことして、あるいは胆汁などと一緒に消化管から便として、体外に排出されます。

もっとも、なかには完全には解毒されないで体内に異物としてたまったままになる場合もありますが、それはまたあとで話すことにしましょう。

いずれにしても、化学物質が体内に入ると、解毒して代謝しなくてはいけませんので、肝臓や腎臓には余計なエネルギーや負担がかかります。同時に、たくさんの活性酸素も発生しますので、その始末にも手間がかかってしまいます。

また、肝臓の解毒能力や活性酸素の中和能力にも限界があります。その限界を超えてしまうと、大きく自己治癒力を損ねることにもなりかねません。たとえば頻繁に薬を飲んでいたり、あるいは薬を常用していたりすれば、その悪影響は無視できません。ひいては、寿命や健康寿命を縮めることにもなりかねません。

口にするものが増えれば増えるほど、体には余計な負担がかかるのです。

「薬5種類以上は神の領域」の意味とは

学生時代に受けた授業で、非常に印象に残っているものがいくつかあります。その1つが薬理学の先生がいっていた「4種類ルール」です。

「同時に使う薬は3種類か、いくら多くても4種類まで。4種類を越える、つまり5種類以上になると、神の領域になるから、大変危険である……」というような内容です。

それから30年以上にもなりますが、いまもこの薬理学の先生のいいつけを守っていますし、その教えに感謝しています。

医者の心得集『ドクターズルール425』（米国の医者たちがつづった医療現場にお

ける規則や格言を集めた医者の心得集で、医者のバイブル的な存在です）の173番目にも、同じことがちゃんと載っています。

There are no controlled studies of patients taking more than four drugs and very few of patients taking three.
Any patient on more than four drugs is beyond medical science.

「4種類を越える薬を飲んでいる患者についての比較対象試験はこれまでに行われたことはなく、3種類の薬を飲んでいる患者についての試験もほんのわずかしか行われていない。
4種類を越える薬を飲んでいる患者は医学の知識を越えた領域にいるのである」
（『ドクターズルール425』日本語版から引用し少し訳を変えています）

先ほど、薬を飲むということは、体内に化合物が闖入《ちんにゅう》し、さまざまな化学反応に影響を及ぼすことだとお話ししました。もちろん1種類の薬が体内に入るだけでも、かなりの影響を及ぼすに違いありません。しかし、その種類が5つ以上になると、体内の化学反応のリズムが大きく、あるいは根本的に狂う可能性が高くなるのです。

複数の薬が体内に入った場合、どうなってしまうのかという試験は、『ドクターズルール425』の173番目の前半部分に書いているように、誰もやっていないというのが現状です。つまりどうなってしまうのか、誰もわからないということなのです。たくさん薬を出しておきながら、実はどうなってしまうかわからないというわけですから、これほど無責任な話があるでしょうか。

現実として、薬をたくさん、特に5種類以上飲むということは、こういうことなのです。薬を出した医者もどうなるかわからないわけですから、責任のとりようなどありません。そのあたりを踏まえたうえで、心して薬を飲む必要があるのです。

さらに追い打ちをかけるように、『ドクターズルール425』の174番目にはこんな記載もあります。

The likelihood of an adverse drug reaction rises exponentially with any increase in the number of drugs administered.

「投与薬の数が増えれば、副作用の起こる可能性は指数関数的に高くなる」

（日本語版から引用）

つまり、１種類の薬を飲んだときに起こりうる副作用の確率に比べて、たとえば５種類の薬を飲んだ場合には単純に５倍ではなくて16倍に、10種類の薬を飲んだ場合には10倍ではなくて５１２倍高くなってしまう、ということです。

平たくいえば、たとえばいまみなさんが５種類以上の薬を飲んでいるとすれば、体に何が起こっても不思議ではないということです。

それは、非常に危ういギャンブルをしているということです。仮に体調も崩さずふつうに生活ができているとすれば、非常にラッキーだといえるでしょう。ただ問題は、これからもそのラッキーや奇跡が続くという保証はないということです。

薬をたくさん飲むということは、こういうことなのです。

いまの医学では、エビデンス（科学的根拠）を非常に重視します。ある治療法やある薬がはたして本当に効果があるのかどうかは、エビデンスに基づいて議論され、判断されます。だからこそ西洋医学は、民間医療や他の医学に比べて優れているとされています。

しかし、冷静に考えてみると、とても矛盾しているということに気づきませんか？エビデンスを大切にするというのはいいことだと思います。しかし、薬に関していえば、先ほどの『ドクターズルール425』の173番目にあったように、3種類の薬を飲んだらどうなるかという試験はほとんどなく、4種類以上では皆無というではありませんか。

つまり、要は科学的根拠（エビデンス）がまったくないということです。

現代医学が錦の御旗に掲げ大切にしているエビデンスがまったくないにもかかわらず、4種類はおろか、5種類以上は日常茶飯、10種類以上もの薬を出す医者がたくさんいるというのが現状なのです。

いっていることと、やっていることが明らかに矛盾しています。

ところで、薬には、薬を飲んですぐに出てくる副作用と、ずっとあとになってから、あるいは世代を越えて子孫に出てくる副作用があります。いままでお話ししてきた副作用というのは、すぐに出てくる副作用に限っての話です。

あとで出てくる副作用については、もっと複雑でやっかいな話になります。

後ほど少しサリドマイドのところでも触れますが、自分が飲んだ薬によって、子どもにさまざまな奇形や、知能の低下などを誘発してしまうこともあります。つまり自分が薬を飲むということは、場合によれば、自分自身の問題だけではすまない事態にもなりかねないのです。

薬を飲むことはギャンブル

したがって、薬を飲むことはギャンブルです。ギャンブルは常に勝つとは限りませんし、負けることも往々にしてあるでしょう。だからこそギャンブルなのです。ですから薬を飲んで、もしも想定外のことが起こったとしても、それは文句いいっこなし、というのが暗黙の了解となります。

厳密にいえば、薬を飲めば常になんらかの副作用はともないますし、場合によれば大きな副作用、長く続いてしまう副作用、子孫にまで影響を及ぼしてしまう副作用が生じることもすべて織り込み済みでのギャンブルとなります。

つまり、そういう起こりうるデメリットをぜんぶ踏まえたうえで、それでも得られるメリットが優先される場合にのみ、はじめてギャンブルに臨む正当性が浮上してくるのだと思います。

したがって、そんなはずはなかった、想定外だ……というのは、基本的にはルール違反だということはあらかじめ了承しておかなくてはいけません。

もちろん、医薬品であれば薬を出す側がきちんとその旨を伝えることが前提になりますし、市販薬であれば説明書きに記載があり、なおかつ薬を飲む者が説明書きを読むというのが前提となりますが、それは現実的には建前にすぎません。

しかし、薬とはそういうものなのです。

100%安心、100%安全が保証される薬は現実には存在しないのです。

即効性がある薬でも、次第に効かなくなる

さて、薬を飲むと常にリスクをともなうということをいままで例をあげながらお話ししてきましたが、一方で、薬を飲み続けると、次第に薬が効かなくなることもあります。難しい言葉でいうと「耐性《たいせい》」といいますが、体が賢くなって、異物である薬を解毒しやすくなったり排出しやすくなったり、あるいは抗生物質や抗がん剤などでは、細菌やがん細胞が賢くなって、薬にやられにくくなってしまうのです。

たとえば便秘を例にあげてみましょう。

実はこれ、多くの方がよくたどるシナリオです。

便秘そのものは病気とまではいえないかもしれません。しかしお腹がはったり、重たくなったりと、うっとうしく感じることもままあるでしょう。それで安易に便秘薬を飲んでしまうことになるのです。

最初は、便秘の薬（緩下剤）もよく効いて快適かもしれません。しかし、だんだんと薬の効きが悪くなってきます。そうすると薬を増やすことになり、再びすっきり感が戻ってくることもあるでしょう。しかし、そのうちまた薬の効きが悪くなってきます。そ

うすると、さらに薬を増やさざるをえなくなります。そうこうしているうちに、いくら薬を増やしても効かないという事態に陥ってしまうのです。

だから最初が肝心なのです。

そもそも便秘であることがまずいわけです。もっとも便秘そのものが悪いという意味ではありません。便秘になってしまう生活習慣が悪いということです。

つまり便秘は単なる結果です。原因は悪しき生活習慣なのです。

便秘そのものは、体からの警告なのです。悪しき生活習慣を直しなさいという、イエローカードなのです。そんなイエローカードを受けとったら、やるべきことは生活習慣の見直しであって、便秘薬を飲むことではないはずです。

しかし、愚かにもそのイエローカードを無視して、便秘の薬に飛びついてしまうと、先ほどのシナリオにはまってしまうのです。

しかも原因である生活習慣がいっこうに改善されないわけですから、未来永劫そのシナリオは続くことになります。

先ほどもいいましたが、便秘になっていることがまずいのです。それはふつうではないのです。薬を飲む云々の前に、まずは便秘になる生活習慣をあらためることを優先させなくてはいけないのです。

そもそも生まれつき便秘の人間なんていないわけですから、どこかでリズムが崩れたということなのです。必ず便秘になった原因があるはずです。生活のリズム、ストレス、食生活、運動不足……など、きっとどこかに不具合なところ、不自然なところがあるのです。薬を飲み始める前に、まずはそのあたりを解決することが肝心です。そうすれば、便秘の薬を飲む必要はなくなるのです。

体は超合理的にできている

便秘ついでに、話をもう少し続けましょう。

安易に薬に飛びついてしまうと、先ほどのシナリオが待っていましたが、もう1つやっかいごとをしょい込むことになります。

それは、体にサボり癖がついてしまうことです。

体というのはいたって合理的です。基本的には効率を重視し、あまり余計なエネルギーは使わないようにします。つまりやるべき仕事がなくなれば、体はサボってしまうのです。

たとえば、寝たきりになってしまうと、筋肉や骨はとたんに萎縮します。要するに体を支える必要がなくなってしまうと、いままでのような筋肉や骨太は余計なのです。このことを業界内では「廃用性症候群」と呼んでいます。使わなくなれば退化してしまうということです。

もちろん寝たきりにならずに、運動不足になるだけでも、骨、筋肉、関節は萎縮していきます。やはり体は適度に使い続けていかなければいけないのです。

また、これは骨や筋肉に限る話ではありません。頭や免疫細胞もそうですし、体のあらゆるシステム、つまり化学反応は使わないと衰えていくのです。

「排便の機能は、これからは便秘の薬にお任せしますから」というような態度をみせれば、体は「はいわかりました。それでしたら役目をサボらせていただきます」というあんばいになってしまいます。つまり体が持っていた健全な排便機能が衰えてしまいかねないのです。

そのせいもあり、イエローカードを無視し、便秘薬ばかりに頼りすぎると、便秘が頑固なものとなっていくのです。

薬の常用は依存体質を生み出し、体の自立機能を阻んでしまうことになるのです。これが、いままで述べてきた体に直接ダメージを与える副作用とは異なる、非常に怖い薬の副作用なのです。

依存体質を生み出してしまうのは、もちろん便秘薬だけではありません。すべての薬にいえることです。もちろん睡眠薬や精神安定剤もそうですし、鎮痛剤やステロイド剤なども頼りすぎると、あとでやっかいなことになってしまいます。

安易に薬をずっと飲み続けてしまうと、飲む薬の量が増えていって薬づけになったあげくに、自分自身の本来の機能まで弱ってしまうのです。そして、ますます薬づけに拍車がかかり、ついには薬から逃れられなくなってしまうのが結末です。いわゆる薬中毒です。これが私が薬の常用を警告する1つの大きな理由なのです。

薬は毒だと思え

本書で何度も繰り返しますが、そもそも、「薬は毒」です。薬は、毒を以て毒を制するための特殊なアイテムなのです。

それを承知のうえで薬に臨む。これが薬に対する正しい向き合い方でしょう。

となれば、症状がつらくて耐えがたいときと、命にかかわるくらいせっぱつまったとき以外には、あまり薬は飲まないほうがいいというのが常識的というか、理性的な薬のとらえ方になります。

それは昔から自明であるはずなのに、多くの医者は薬を減らそうとしないし、やめようともいわない。患者さんも、自分で勝手に薬をやめていいのかと不安になるでしょう。

インターネットで調べても、薬のやめ方などはどこにも載っていません。またメディアに登場する偉い医者や薬剤師は、口を揃えたように、「薬をやめたらいけない」「処方された薬は全部飲み切るべき」の一点張りです。

「薬をやめたらいけない」というのなら、その前にまず、「薬を飲むのはよくない」というべきだろうとつっ込んでしまいたくなります。

本当は、薬を出した張本人である主治医が、責任を持って薬を減らしていくべきです。それが薬を出した者の責任です。しかし残念ながら、それは単なる理想論にすぎません。現実的には、肝心の主治医はとり合ってくれないため、結果的には患者が勝手に薬をやめることになってしまうのです。現実にはそんなパターンが意外に多いようです。クリニックや病院の近くのコンビニのくずかごには薬がけっこう捨ててあることが多いと聞きます。まさかと思い、本当かどうか確かめてみたところ、やはり本当のようでした。現に、それを実行している人たちが私のまわりにも少なからずいることにも驚かされました。

しかしほとんどの医者や薬剤師は、「勝手に薬をやめるなんて、そんな無謀な」と血相を変えて批難するようです。しかし、薬を勝手にやめた多くの患者さんには、念のためにいつも聞いていますが、薬をやめたあとに主治医や薬剤師からは、なんの連絡もないとのこと。

もしも本当に無謀で危険な行為だと主治医や薬剤師が思うなら、患者さんたちの連絡先を知っているわけなのですから、心配して連絡くらいはあってもおかしくありません。

私がもしも危険だと思うなら、必ず連絡するでしょう。

しかし現実には、主治医や薬剤師からはなんの連絡もないわけですから、主治医や薬剤師も、薬をやめることがさほど無謀で危険だと思っていない証でしょう。

私も自分の患者さんには薬をやめさせていますが、患者さんが自助努力を行い、患者さんの症状や血液検査結果などをチェックしながら4週間以上かけて、少しずつ薬をやめていきますので、いままで問題が発生したケースはありません。

『ドクターズルール４２５』の１１４番目にも、

Few, if any, drugs cannot be safely stopped.

「投薬を中止して患者の状態が悪くなるような薬はほとんどなく、あるとしてもほんのわずかである」

（訳は日本語版より引用）

と、載っています。少し時間をかけながら少しずつやめるのであれば、ほとんど問題がないと昔からいわれているのです。

みなさんが薬について、まともな感覚を持てば、かなりの薬は不要になります。そして健康度もかなりアップすることは違いありません。

もちろん、飲まなくなった薬のぶんだけでも、かなりの医療費が削減できます。いいこと尽くめだと思いませんか。

政府は平気で、「医療費が沸騰して大変だ」なんていいますが、それは無駄にお金を使っているからです。したがって当然のなりゆきなのです。

私は少し前に拙著（『9割の病気は自分で治せる』中経出版）で、9割の病気は自分で治せると書き、その根拠も明らかにしています。自分で治せる9割の病気には、もちろん薬なんて不要です。ですから単純に計算するだけでも、医薬品に費やされているお金の9割は削減できることになります。いま、医薬品に使われているお金は約9兆円ですから、8兆円は、これで簡単に浮いてきます。この8兆円は医療費全体の約4分の1にあたり、これが即座に削減可能なのです。冷静に考えると大変でもなんでもありません。

薬が必要な病気もある

少しここで、趣が異なる西洋薬についても触れておかなくてはいけません。なぜならどんな薬でも常用してはいけないと、そんなふうに誤解される方も出てくるかもしれないからです。

いままで西洋薬について話してきました。西洋薬は漢方薬や中医薬とは異なり、私たちの体にあまりなじみのない化学物質だとしてきました。かねがねそれで間違いはないのですが、実は西洋薬のなかにも私たちの体になじみがあるものもあるのです。それがいま、私が触れようとしている少し趣が異なる西洋薬なのです。

たとえば糖尿病ですが、糖尿病には2種類あることをご存知でしょうか？　1つはみなさんもよく知っていらっしゃるいわゆる糖尿病で、詳しくは2型糖尿病といいます。食べすぎや運動不足やストレスが原因でなります。したがって、食べすぎや運動不足やストレスを解消しさえすれば、難なく治ってしまいます。いちおう世間的には病気ということになっていますが、本質はただの食べすぎや運動不足なので、病気というのも大げさかもしれません。もちろん自分でも簡単に治すことが可能です。

もう1つの糖尿病は、正確には1型糖尿病といいます。比率的には糖尿病全体の約5%と少数派ですが、自業自得の2型の糖尿病とはまったく異なります。1型糖尿病はなんらかの原因（よくわかっていませんが）で、すい臓からインスリンを分泌できなくなってしまった状態をさします。食べすぎや運動不足とは基本的にはまったく関係はありません。したがって食べすぎや運動不足を改善して治るものではありません。

この1型糖尿病は、本来、私たちの体が作ってくれるインスリンというホルモンが出なくなった病気なので、インスリンを補ってあげなくてはいけません。そのインスリンもジャンルとしては薬に分類していますが、いままで述べてきた西洋薬とは違い、もともとなじみがあるものだという点では、趣が異なる薬だということを理解いただけると思います。

インスリンのほかにも、甲状腺ホルモンなど本来は体が作っていたけれど、なんらかの原因で作ることができなくなり、それを補う目的で薬として飲んだり注射したりすることがあります。もちろん、これらの薬はもともとあったホルモンなどを補うものですから、やはりなじみのあるものです。投与量は人為的に調整していかなくてはいけませんが、西洋薬とは異なり、むしろ長期間にわたり補い続けなければいけないものなのです。

なぜ漢方は正式な医療として認められないのか

生薬の組み合わせ、つまり漢方薬や中医薬、そして民間薬について触れましたが、ここでもう一度、それらと、現代医学の拠り所となる科学的根拠（エビデンス）の具体的な証明方法であるランダム化比較試験（RCT：Randomized Controlled Trial）について、もう少しだけ詳しく述べておきます。

なぜなら、このあたりの曖昧さが、西洋薬治療に偏っているいまの医療の泣き所（アキレス腱）だからです。

私は関西が好きで生来ずっと関西に住んでいますが、四季折々、奈良や京都などに足を運ぶこともあります。その奈良や京都には、一般にはあまり知られていないものまで含めると、生薬を用いたさまざまな民間療法が数多くあります。まさに民間療法の宝庫で、訪れるごとにいろいろと学ぶことができ、個人的にも興味が尽きません。

ただ残念なことに、これら民間療法は、漢方療法や中医薬治療と同じく、正式な医療とは認めてもらえなくて、人々に知られることもなく、いうなれば宝の持ち腐れ状態に陥っています。

先にも述べましたが、生薬の長い歴史に比べれば、西洋薬の歴史はまだほんの110年あまりです。にもかかわらず、いまの医療では、先輩格のほうがほとんど無視され、新参者のほうだけが重宝されるというのは、冷静に考えるとはなはだ理不尽な話で納得のいかないところです。

現在医療は、何度も触れていますがエビデンス（科学的根拠）を錦の御旗としています。つまり医療も、経験や直観だけでなく、誰の目にも明らかな科学的な根拠が必要であるというものです。もちろん、これは悪いことではありません。

では具体的に、そのエビデンスは何によって判断されるのでしょうか。

それこそが、私には大問題に思えるのです。

たとえばAという新薬があるとしましょう。

新薬であるAが効くかどうか、つまりどうやってエビデンスがあるかないかを判断するのでしょうか？

もちろん1人や2人に効果があったとしても、それは特殊なケースかもしれません。ほかの人に効くという保証はありませんので、エビデンスがあるとはいえません。

現代医学では一般的に、ランダム化比較試験（RCT：Randomized Controlled Trial）をして、エビデンスがあるかないかを判断することになっています。

そのRCTとは何か？

たとえば、年齢や性別などが偏らないように、グループを2つに分け、片一方のグループにはAを飲んでもらい、もう片一方のグループにはBを飲んでもらいます。ちなみにAは新薬、Bは旧薬としましょう。もしもAを飲んだグループがBを飲んだグループよりも効果が大きければ、新薬のAのほうが旧薬のBよりも優れていると判断します。

仮にBがプラセボ（偽薬といって、形はAとほぼ同じだが、中身はAと違って、あらかじめなんの効果もないことがわかっているもの）であれば、Aは薬としてのエビデンスがあると判断（評価）されることになります。

もっとも、最終的に新薬Aが正式に薬として承認されるかどうかは、細かいことは省略しますが、単に効果の有無だけでなく、効果の程度や、副作用の有無なども含めて決定されることになります。

ただ、ここで強調しておきたいことは、現在の医療においては、エビデンスの判断が、ほぼRCTだけに基づいて行われているという点です。

ちなみに、RCTで、薬のエビデンスが判断できるのは、現在の科学技術では、薬の成分が1種類か多くても2種類といわれています。もしも薬の成分が多岐にわたりますと、どの成分がどれだけ効いているか、あるいは副作用を引き起こしているのかがわかりません。成分の割合によっても効果や副作用も変わってくるでしょうし、ほかの薬との比較もできなくなります。つまりRCTができなくなり、エビデンスがあるかないかの判断がつかなくなってしまいます。

そのため、生薬を複数組み合わせた漢方や中医薬、そして民間療法などは、RCTができない＝エビデンスがないとして、正式な医療としてはなかなか認められなくなっているわけなのです。

RCTは成分が増えると判断できないというのはわかるとして、だからエビデンスがないというのは、どう考えても短絡的です。

私ならとうてい納得できません。

ここまで、RCTをめぐるエビデンスのあるなしについて簡潔に説明したつもりですが、いかがでしょうか。西洋薬一辺倒は、なんだかおかしいと思いませんか？

現に3種類以上のRCTはほとんどありません。そのことは、先に出てきた『ドクターズルール425』の第173にも明記してあるくらいです。

しかし現実の臨床現場では、3種類や4種類はおろか、もっと多くの種類の薬が平然と出されているのはいままで述べてきたとおりです。ということは、RCTでエビデンスがあることが錦の御旗となっている西洋薬であるにもかかわらず、数種類同時に飲んでしまえば、何もエビデンスがないということになりますが、そのあたりをどう説明するのでしょうか。まさしくエビデンスのない治療を堂々とやっていることにほかなりません。

その一方で、漢方や中医薬や民間治療など生薬を組み合わせた治療は、RCTでエビデンスが得られないから、NGとしているのです。

まったく矛盾した話です。

もっとも、漢方や中医薬、そして民間治療などは110年くらいなどという、そんな薄っぺらな歴史ではありません。いずれも数百年や千年単位という重みのある歴史を持っています。その長い歴史の時間のなかで、膨大な数の人たちに試みられ、その効果と副作用の程度がじゅうぶん検証され、それでも淘汰されずに生き延びてきた治療法なのです。それだけでもエビデンスがあることにはならないのでしょうか。

それをたった110年あまり、しかも現実的にはRCTでのエビデンスもない治療法を金科玉条のごとく、ほかの治療法を排除しながら、唯一の正当な治療法と定めるいまの日本の医療界の考えは、どうみてもおかしすぎます。

漢方や民間治療は日本で育ち、熟成し、明治の初め頃までは日本の医療として民間にしっかりと根づいていました。それなのに、「脱亜入欧」をスローガンに掲げる明治新政府が深く考えることもなく、歴史のある日本独自の医療をばっさりと切り捨ててしまいました。きっと、文明開化熱に浮かされ、もの珍しい新しい西洋医学に飛びついてしまったのだと思います。

新しい医学に魅せられてしまうのはまだよしとしても、せっかく長い年月をかけて検証し、エビデンスを積み重ねてきた日本の伝統医学を捨て去る理由は何もないと、残念でなりません。

日本の伝統医学、つまり東洋医学の考え方を捨ててしまったために、日本人である私たちは、以降100年以上にわたり、甚大な損失をこうむり続けています。もしもあのとき、伝統医学も大事に残していてくれたら多くの命が救われていただろうと思うと、非常に悲しくなります。

ここまでさんざん西洋薬の悪口をいってきたように思いますが、私は西洋薬を全否定しているわけではありません。

薬でしか命を救えないこともある

時として西洋薬でしか人の命を救えない場面も多々あります。

その代表的な薬として、先ほども述べましたが、1型糖尿病の治療に用いるインスリンです。インスリンが薬として世のなかに現れるまで、1型糖尿病は不治の病でした。

それが、インスリンが薬として開発されたおかげで、多くの命が救われています。

抗生物質もそうです。細菌による感染症で数え切れないくらいの人々が命を落としてきたことは、歴史が示していることです。

しかし抗生物質が薬として開発されたおかげで、多くの命が救われるようになりました。

私が個人的に好きな西洋薬もあります。好きだというと少し語弊があるかもしれませんが、これぞ西洋薬の本領発揮だという場面にしばしば遭遇したことがあります。

その西洋薬とは、ステロイドのことです。昨今はいろいろと悪い噂が浸透しているせいかあまり評判がよくありませんが、それはひとえに使い方だけの問題です。

たしかにステロイドは免疫力を有意に低下させてしまうので、常用は避けるべきです。

しかし、ステロイドでしか命を救うことができない病気があるのは事実なのです。

若い頃、私はよく救急当直をしていました。

季節の変わり目はとかく体調を崩す人たちが多く、特に気管支喘息の人たち（その多くは若者）は、決まって季節の変わり目や、夜と朝の変わり目によく発作を起こして、救急車で運ばれてきました。

たいていは気管支を広げる飲み薬などで事なきを得るのですが、なかにはどうしても飲み薬やスプレー薬などでは発作が治まらなくて、なかば呼吸が止まり、そして意識も薄くなりながら救急搬送されてくる人たちも少なくありません。いわゆるショック状態です。もちろん一刻の猶予もありません。一秒でも早く肺のなかに空気が通るようにしなくては、たちまち命がついえてしまいます。

そんな窮地に威力を発揮してくれるのが、ステロイドなのです。今後起こりうる副作用のことなどいっさい何も考えず、ステロイドの大量点滴を行います。ショック状態には、それ以外に命を救う手立てはありません。

このときのステロイドは、奇跡を起こす魔法の薬といっても過言ではありません。まさに〝毒を以て毒を制する〟西洋薬の本領だと思います。

西洋薬もうまく使いこなすことができ、安易に常用さえしなければ、何も問題はないのです。ただそれができなければ大きな仇《あだ》となるだけです。そこは繰り返し強調しておきたい重要なポイントです。

第4章　薬を飲むと寿命が短くなる

サリドマイド事件は繰り返される

ほんの軽い気持ちで市販薬を飲んでしまい、不幸にもＳＪＳに見舞われてしまったというケースが大々的に公表され、にわかに脚光を浴びているということは先にも述べました。

命にかかわる病気で、しかもその薬しか治る可能性がないといわれれば、一か八か試してみようという理屈は、誰でも納得できる話だと思います。万が一、その薬によって、副作用が生じてしまったとしても、それはしかたがないと諦めもつくでしょうし、理解もできるかもしれません。

一方でほんのささいな症状の場合は、薬を飲まないという選択もあったはずなのに、薬を飲んでしまったために命を奪われたり、重い後遺症が残ったりすれば、悔やんでも悔やみ切れないものです。

ただここで重要なのは、ＳＪＳのようなケースは、決して珍しくないということです。昔から繰り返し起きてきたことなのです。

古い話ですが、サリドマイド事件についてもみなさんには知っておいてほしいと思います。この事件のあとに政府がどういう対応をとり、新たにどういう問題が生じたか？　そして、それがいまも繰り返されていることを知ってもらいたいのです。

サリドマイドは、「妊婦さんにも安全な睡眠薬」というキャッチコピーで、１９５８年、日本の社会に登場しました。それまでの睡眠薬は赤ちゃんに奇形が起きる危険があったので、このサリドマイドは不眠をかかえる妊婦さんたちにとっては、福音ともいうべき画期的な薬だったのです。

ところが、サリドマイドも奇形を誘発することがわかり、開発会社のある旧西ドイツでは１９６１年11月には早々と販売中止となりました。

日本でも奇形を持った赤ちゃんが生まれて問題になりましたが、薬とは直接関係ないと会社も政府もいい張り、しばらく放置。しかし、やはり因果関係があるのかもしれないと、西ドイツに遅れること10カ月、ようやく１９６２年の９月になって販売中止となったのです。

もちろん安易に認可してしまったことも問題ですが、販売中止を指示するタイミングが大幅に遅れてしまったために、数千人の子どもたち（認定されたのはたったの３０９人でしたが）に重い奇形をもたらし、彼らの人生を大きく変えることになったのです。

問題は続きます。

しぶしぶ政府は、奇形をもたらしたのはサリドマイドが原因であることを認めました。当時の薬務行政の責任者である厚生省薬務局長が何度も頭を下げ、「このような薬害は二度と起こしません」と声明を出し、ようやく被害者との和解までこぎつけたのです。

それから１９８０年代まで下りますが、また薬害エイズ事件が発生し、世間を騒がせます。

薬害エイズ事件とは、主として血友病患者に対し、加熱などでウイルスを不活性化しなかった血液凝固因子製剤（非加熱製剤）を治療に用いたことにより、多くのエイズウイルス感染者およびエイズ患者を生み出した事件です。本来は加熱処理してウイルスを不活化しなければいけないのですが、製造元であった製薬会社ミドリ十字はそれを怠り、日本では全血友病患者の約４割にあたる１８００人もの人たちがＨＩＶに感染し、そのうち約４００人以上の方が亡くなってしまいました。

そしてそのミドリ十字の当時の社長は、なんとぬけぬけと旧厚生省から天下ってきていた、例の薬務局長その人だったのです。

世間一般のふつうの常識ではまったくありえない話です。つまりサリドマイド事件で、薬務行政の責任者であった人間が、民間の製薬会社に天下りし、再び国民を欺いたのですから。政府も製薬会社も、実は口先だけで、何も反省していなかったということの現れです。

この世間では絶対にありえない話も、少なくとも政府や製薬会社の世界では、ふつうにありうる話なのです。

これこそが薬をめぐる日本の環境なのだということは、日本国民は知っておく必要があると思います。

なぜなら、そのあとも、なんら改善されることなく、薬害ヤコブ病事件、陣痛促進剤事件、クロロキン事件、ソリブジン事件……など枚挙にいとまがないくらい、懲りることなく何度も同じ悪事を繰り返しているからです。

つまり薬に関していえば、製薬会社はもちろんのこと、肝心の政府もまったく信用できないということです。そのあたりを考慮して、私たちは薬と向き合わなければいけないのです。

1年間に数万人が薬の犠牲になっている

しかも、先に述べた有名な薬害事件だけが問題ではなく、薬をめぐる環境が私たちにとって安心安全とはいえないことが大問題なのです。

ちなみに、単なる薬の副作用で、1年間にどれくらいの命が犠牲になっていると思いますか？

日本では明確な報告はないようですが、数万人くらいにはなると推定されています。数万人というと、交通事故死の約10倍の数字になります。

日本とほぼ同じような状況だとされるアメリカでは、1年間に約10万人が犠牲になっていると公表されています。

アメリカにおける1年間の薬の処方総数が約30億件ですから、率にすると、10万／30億＝1／3万、つまり3万回薬が出されると、そのうちの1回は、その薬で人の命が失われるという計算になります。

日本の1年間の処方総数が約13億件ですから、13億×1／3万≒4万となり、1年間で数万人の命が失われるという推定は、やはり妥当な数字なのかもしれません。

3万分の1というのは、決して無視できる数字ではありません。年末ジャンボ宝くじ1等のあたる確率が1000万分の1なのですから。その300倍は確率が高くなります。

体が冷えるとなぜ風邪をひくのか

ほんのささいなことでも薬を飲んでしまう。しかし、それでどれほどのメリットがあるのか？

ちなみに、風邪をひいてクリニックにかかると、解熱剤や抗生物質などが出されることがあります。はたして早く風邪が治るなどのメリットがあるのでしょうか。

少し詳しくシミュレーションしてみましょう。

まずは風邪の原因のほとんどはウイルスです。ウイルスは至るところにいますので、四季を通していつでも感染してしまう可能性があります。

しかしウイルスが人に感染しやすい環境（条件）と、そうでない環境（条件）があります。

風邪は、寒くて空気が乾燥しているときにかかりやすいことは、みなさんも経験でよくご存知だと思います。

ポイントはここからですが、温度が低いだけで、あるいは空気が乾燥するだけで、風邪にかかってしまうわけではありません。

ウイルスが存在しないと、風邪にはかかりません。

逆に、ウイルスがたくさんいたとしても、それなりに気温が高くて、湿度が保たれていれば、風邪をひくことはほとんどありません。

ですから年中、私たちのまわりにウイルスはたくさんいるのですが、冬にひきやすく、夏はひきにくいのです。

たとえば手術室では、高性能なフィルターで常に空気を清浄化していますので、ウイルスがほとんどいない環境です。ですから手術室で風邪にかかることはめったにありません。私自身も若い頃、ほぼ毎日、朝から晩まで、ずっと手術室で過ごしていましたので、ストレスも多くハードワーカーであったにもかかわらず、ほとんど風邪をひくことはありませんでした。

つまりウイルスは、温度が低いほど、そして空気が乾燥しているほど元気が出るのです。体が冷えると風邪をひくといいますが、それは体が冷えたために、ウイルスが元気になって感染しやすくなったのです。

たとえばみなさんもこんな経験はありませんか。大事をとって夜はよく眠って体を休めたはずなのに、逆に朝起きてみたら、喉が痛くて、体もだるく、発熱もしていたことは……。

実は睡眠時こそ気をつけなくてはいけないのです。なぜなら、睡眠中は体温が下がりますし、もちろん水分の補給もしないのですから、体が乾燥します。おまけに口をあけて寝ているとすれば（口呼吸）、ウイルスに感染しやすい条件がすべて整ってしまうのです。

風邪予防には、まずは温度、そして湿度なのです。低温乾燥はＮＧなのです。

風邪薬を飲むと治りにくくなる

風邪ひきのシミュレーションに戻りましょう。

ウイルスが体内に入ると、白血球やマクロファージという免疫を担当する細胞がかけつけ、ウイルスを迎え撃ちます。両者が激しいバトルを繰り広げますが、その際に、とある白血球がサイトカインという伝達物質を産生します。この伝達物質であるサイトカインは血流に乗って司令部がある脳に到着し、脳内でメディエーターという物質を作るよう指令します。

今度はそのメディエーターが伝達物質となって、脳内の視床下部にある体温中枢を刺激し、全身の体温を上げるよう指示するのです。

そうすると、体中の皮膚の血管は収縮し、汗腺が閉じ、体から熱が逃げないようになります。また筋肉をふるわせることによって、熱の産生をも促します。

つまり私たちの体はわざと体温を上げているのです。もちろんそのほうが私たちに有利になるからです。

なぜなら、ウイルスは体温が高いほど元気がなくなり、攻撃力は格段に弱まります。

一方で白血球などの免疫細胞は、体温が高いほど元気になり、攻撃力が高まるのです。

要するに私たちの体が、ウイルスの撃退に有利になるように、わざわざ体温を上げているのです。にもかかわらず解熱剤を飲んでしまうと、いったいどういうことになるでしょうか。

もうおわかりだと思います。ウイルスに加勢することになるのです。

したがって風邪は長びき、治りは遅くなります。白血球たちは、「なんで邪魔をするんだ」と気を悪くしているでしょう。治りが遅くなるぶん、体力を使うので免疫力も下がってしまいます。

また、抗生物質を飲んで、何かメリットはあるのでしょうか。

そもそも抗生物質は細菌をやっつける薬であって、ウイルスをやっつけることはできません。それどころか腸内環境をずたずたに壊してしまうかもしれません。体にとっては、まさに百害あって一利なしなのです。

それにもかかわらず、みなさんはなぜ解熱剤や抗生物質を飲みたがるのでしょうか？

我慢し切れないほど苦しいのならともかく、ひょっとしたらＳＪＳに見舞われるかもしれないわけですから、はなはだ理解に苦しむところです。

たまに風邪をひくのは健康な証拠

個人的に私はむしろ、たまには風邪をひいたほうがいいと考えています。

もちろんきちんとした理由があります。それは、免疫の予行演習になるからです。私たちの体の外にはウイルスや細菌たちが無数にいて、機会があれば体内に侵入しようとかまえています。また体のなかにはがん細胞が常に発生し、増殖しようとしています。しかし、そうはさせまいと私たちを守ってくれているのが免疫力なのです。

ただし、免疫力を発揮してくれる白血球やマクロファージは、常に臨戦態勢にあるわけではありません。まったく働く機会がなくなってしまえば、そういう環境に慣れてしまい、いざというときに力を発揮しにくくなるといわれています。いわゆる平和ボケです。

つまり、時々は免疫力を発揮させる機会を作ってやる必要があるのです。だからといって大病をするとわりが合いません。そこでその恰好の機会が風邪ひきなのです。少々乱暴にも聞こえるかもしれませんが、長い目でみれば、それほど突飛でも悪い話でもないと考えています。

マスクは風邪予防に効果的

風邪ついでに、マスクについての質問や誤解も多いので少し触れておきましょう。

「風邪の予防にマスクなんて意味がない。なぜならウイルスはすごく小さいのでマスクのフィルターの目を通り抜けてしまうから」と世間ではよくまことしやかにいわれているようですが、そう信じている人も多いのではないでしょうか。

たしかにウイルスは、マスクをしていても入ってきます。

しかし、フィルターの目の大きさなんて関係ないのです。

マスクをする意味は、口や鼻そして喉の温度と湿度を高く保つためなのです。

したがってマスクをすることは、風邪予防に効果があります。もちろんインフルエンザもしかりです。

冬に人が多く集まる場所に出かける場合には、マスクをしているほうが風邪にかかる確率は格段に低くなるはずです。

コレステロールが低いと早死にする

コレステロールの薬についても少し触れたいと思います。

世界中で爆発的に売れている有名なスタチン剤を飲んでいる方がとても多いからです。

スタチン剤はコレステロールが合成されるときに必要な「HMG-CoA還元酵素」という酵素の働きを阻害します。そのため肝臓でのコレステロール合成が抑制され、肝臓は血中からLDLコレステロールをとり込んでバランスをとろうとします。結果として血中のLDLコレステロールが低下します。

しかし体がコエンザイムQ10を合成するときも、この同じ「HMG-CoA還元酵素」が必要です。つまりスタチン剤は、コレステロールと同時にコエンザイムQ10の生成も抑制してしまうのです。

これがスタチン剤の真の姿です。

このコレステロールの薬（スタチン剤をさします）をめぐり、飲むべきだ、いや飲んだらかえって寿命が縮まる……と侃々諤々《かんかんがくがく》の議論が長い間繰り広げられてきました。

特に日本動脈硬化学会は、コレステロールは下げるべきだと強く主張、総コレステロール値が220mg／dl以上になれば、積極的に薬で下げるべきだといい続けてきました。そして医師会をはじめ多くの医者が、その主張に追随する傾向にありました。

一方、日本脂質栄養学会や、私をはじめ良識的な医者たちは、コレステロール値が低いほど死亡率が高くなるので、無理やり薬でコレステロール値を下げる必要はないと考えてきました。

たしかにコレステロール値が低いほうが寿命が縮まるという報告は、いままでにも多々あるのですが、日本動脈硬化学会などは、「コレステロール値が低い人たちの死亡率が高いのは、そもそも肝臓が悪くてその結果としてコレステロール値が低くなってしまった人たちや、病気で栄養不良になった結果コレステロール値が低くなってしまった人たちも試験のボランティアに紛れ込んでいるためで、実際には薬でコレステロール値を下げても寿命は短くならない」と反論してきました。

両者の議論は平行線でいっこうに結論が出ません。それでは決着をつけようではない

コレステロール値と死亡率の関係

病気全体での死亡率（年齢、SBP、HDL-C、喫煙、飲酒、BMIで補正）

総コレステロールによるグループ分け	160mg/dl未満	160～200mg/dl	200～240mg/dl	240mg/dl以上
男性死亡比率	1.38 (1.13～1.66*)	1	1.09 (0.88～1.34)	1.21 (0.82～1.78)
女性死亡比率	1.42 (1.02～2.00)	1	0.93 (0.73～1.17)	0.93 (0.67～1.30)

肝疾患以外での死亡率

総コレステロールによるグループ分け	160mg/dl未満	160～200mg/dl	200～240mg/dl	240mg/dl以上
男性死亡比率	1.27 (1.03～1.56*)	1	1.10 (0.89～1.36)	1.25 (0.85～1.85)
女性死亡比率	1.40 (0.99～1.98)	1	0.92 (0.72～1.17)	0.93 (0.66～1.31)

がん、心血管疾患既住者を除外した対象の肝疾患以外での死亡率

総コレステロールによるグループ分け	160mg/dl未満	160～200mg/dl	200～240mg/dl	240mg/dl以上
男性死亡比率	1.29 (1.03～1.60*)	1	1.10 (0.88～1.39)	1.30 (0.87～1.94)
女性死亡比率	1.29 (0.88～1.91)	1	0.99 (0.77～1.27)	0.90 (0.62～1.30)

出典：J Epideiol 2011；21：67-74より作成

かと、肝臓の病気や重い病気のある人たちを除いて、もう一度試験してデータを集めてみようということになりました。

その結果がついに明らかになり、2011年、自治医科大学から発表されました〈J Epidemiol 2011;21(1):67-74〉。右ページの図をごらんください。

その結論とは、やはり良識派が主張してきたとおりで、コレステロール値が低い（特に160mg／dl以下）ほうが死亡率が高くなっていました。

男女別にみてみますと、男性の場合には、コレステロール値が160～200mg／dlの人たちが最も死亡率が低く、その次が200～240mg／dl、そして240mg／dl以上と続き、最も死亡率が高いのはやはり160mg／dl未満となっています。

女性の場合も結果はほぼ男性と同じですが、200mg／dl以上が最も死亡率が低く、その次が160～200mg／dlと続き、やはり最も死亡率が高いのが160mg／dl未満となっているのです。

つまり男女いずれも、コレステロール値が低いほど死亡率が高くなるのです。図にあるように、肝臓の病気や、重い心血管の病気の方たちを除いても、結果は同じなのです。

しかし、この決着については不思議なことに、あまりメディアでとり上げられることはありませんでした。

しかも日本動脈硬化学会やそれに追随する多数の医者たちは、それでもまだ負けを認めようとせず、いまだにコレステロールを下げろといっているありさまなのです。

メディアも大論争の結末を報告する義務がありますし、何よりも国民の命にもかかわることですから権力に迎合せず、その使命を果たしてもらいたいと思うのですが、いかに製薬業界の力が強いかが、このことからもわかります。

極端にコレステロールが高い場合（300mg／dl以上とか）や、ほかに糖尿病や心臓病などの基礎疾患がある場合を除けば、コレステロール値を下げる薬を積極的に飲む必要はないと私は考えます。


ところでみなさん、「横紋筋融解症《おうもんきんゆうかいしょう》」という、いかにもおそろしげな名前がついている病気をご存知でしょうか？　どこかで聞いたことはあると思いますが、まさしく、いつきに大量の筋肉が溶けてしまい、そのために急激に腎臓の機能が損なわれ、場合によれば死に至ってしまうこわい病気なのです。

コレステロールの薬を飲むと、この病気に見舞われるおそれがあります。原因はまだよくわかっていませんが、コレステロールの薬を飲むと、その化学反応で体内にさまざまな影響を及ぼします。

もちろんその1つはコレステロールの産生を少なくするもので、多くの方はその働きを期待して、この薬を飲んでいるわけです。しかしほかの化学反応にもいろいろと作用してしまいます。そして好まざる結果、つまり副作用を引き起こしてしまうこともあるのです。

コレステロールの薬には、副作用として、体内でのコエンザイムQ10の産生を抑えてしまうという好ましくない働きがあります。コエンザイムQ10というのは、とても大切な物質で、これがなくては、私たちはエネルギーをうまく作り出すことができません。まさに死活問題です。このエネルギーがうまく作り出せないことが、ひょっとしたら、横紋筋融解症の原因になっているかもしれないともいわれているのです（あくまでも仮説の段階ですが)。

いずれにしても、コレステロール値を下げる薬を飲むと、横紋筋融解症になる確率が高くなるのは間違いないのです。

高血圧の薬は体に悪い

高血圧の薬、つまり降圧剤は製薬会社にとってはドル箱商品です。したがって飲んでいる方は非常に多いです。日本では約5000万人が高血圧で、少なくとも1000万人以上の方が降圧剤を飲んでいるとされていますが、実数は2500万人にのぼるともいわれています。いずれにしても尋常な数ではありません。

もともとは上の血圧(収縮期血圧)が160mmHg以上、下の血圧(拡張期血圧)が95mmHg以上が続く場合に高血圧と呼び、治療の対象としていたのですが、最近では、「上は130mmHg、下は85mmHg未満に下げよ」ということになっています。

私自身も数多くの高血圧症というレッテルを貼られた人たちを診てきましたが、上の血圧を130未満に下げるという指示にはかなりの違和感を覚えます。

第1章でも述べましたが、お年寄りなどは、１３０未満どころか、人によれば１６０未満に下げてしまうだけでも、明らかに体調を崩してしまう方が少なくないからです。現場にいればそのおかしさにすぐに気づくはずです。

自分の経験を重視するならば、上は１３０未満、下は85未満という指示には納得しかねます。

もっとも血圧は低いほどいいという意見には私も大賛成です。

しかし、それはあくまでも自然のまま血圧が低い場合であって、薬で無理やり血圧を下げるのとはまったく意味が違います。うがった見方かもしれませんが、作為的に高血圧患者さんを増やして、薬を飲まそうとしているとしか思えないのです。

いったい、降圧剤はなんのために飲むのでしょうか？　そして、降圧剤を飲むことは体にいいのでしょうか。

これは私の単純な疑問です。

降圧剤を飲んで血圧を下げなければいけない理由として、いつもあげられるのが、脳や心臓の病気、たとえば心筋梗塞、脳梗塞、脳出血を防ぐためだという大義名分です。

たしかに脳出血に関しては、上の血圧が180を越えるとリスクが高まるというデータは理解はできますが、脳梗塞と心筋梗塞に関しては、血圧が高い人に多いという印象を持ったことはありませんし、理屈的にも少し疑問が残るところです。なぜなら、脳梗塞や心筋梗塞は、血管が詰まってしまう病気だからです。

そもそも動脈硬化が進んで、特に抹消の血管が硬くなってしまうことが脳梗塞や心筋梗塞の原因であって、血圧が上がるのはその結果です。

血圧＝心臓から出る血液量（心拍出量）×血管の硬さ（抹消血管抵抗）

ですから、動脈硬化が進んで血管が硬くなれば、結果として血圧は上がります。

しかし、最近では動脈硬化が進んでいるにもかかわらず、血管が硬くならない人も少なくないという報告もあります。つまり動脈硬化が進んでいても、血圧は上がらない人もけっこういるということになります。たしかに血圧がさほど高くないのに、心筋梗塞や脳梗塞になる人も稀ではありません。

また最近では、降圧剤で血圧を下げても、心筋梗塞や脳梗塞の頻度はあまり変わらないという結果も報告されています。それは動脈硬化が改善されていないからだと思います。動脈硬化が改善されていないままなので、血圧を薬で無理やり下げても、早晩また血圧が上がってくることは目にみえています。きっとそんなときに出血などが起こるのではないかと私は思います。

その一方で、動脈硬化はさほどないのに、血圧が高い人もいます。そういう人たちはきっと、心拍出量が多いに違いありませんが、そんな人が降圧剤で血圧を下げても、心筋梗塞や脳梗塞の予防効果はあまり期待できません。

心筋梗塞や脳梗塞の原因は高血圧ではない

少し話が複雑になってきましたが、要は動脈硬化こそが心筋梗塞や脳梗塞の原因であり、血圧の値とはあまり相関しないということです。高血圧は原因ではなく、結果だということなのです。したがって血圧だけを下げてみても原因をとり除かない限りは、心筋梗塞や脳梗塞の予防にはまったくならないのです。

最近の知見も示唆しているように、このように考えるのが自然です。降圧剤を飲むよりもむしろ、動脈硬化が進まないように食事を見直すほうが賢明です。

ちなみに脳出血も含め、その他すべての原因を合わせた総合的な死亡率をみると、薬で血圧を下げないほうがむしろ低いという結果も報告されているので、ますます降圧剤を飲む意味が希薄となります。また降圧剤で血圧を無理に下げてしまうと、お年寄りなどでは自立度が低下するというデータも数多く報告されています。

私個人の経験を踏まえての私見となりますが、家で測定した上の血圧が、60歳くらいまでなら160、それ以上の年齢なら180を常に超える場合を除き、ほかにリスク(肥満や心臓、腎臓の病気がある)がなければ、降圧剤はいらないと思います。

お年寄りの例を先にあげましたが、薬で無理に血圧を下げてしまうと、元気がなくなる、集中力がなくなる、頭がぼうっとする、足元がふらつく、おしっこが出にくくなる……などなど、多くの方が体調の悪化を訴えます。

そもそも血圧が高くなっていたのは、すみずみの組織にまで血液を届けるために必要な圧力だったからです。そんな状態のなかで、いきなり血圧を下げてしまうとどうなるでしょうか。

動脈の硬さはそのままですから容易に想像がつくと思いますが、すみずみまで血液が行きわたらなくなってしまうのです。となれば、近いうちに細い血管が詰まったり、組織が酸化したりして、体調の不良を引き起こしてしまうことは当然ではないでしょうか。

どうしても降圧剤を飲ませたいのであれば、あわせて血管の弾力性も元に戻してやる必要があります。それが道理です。でないと血行不良を引き起こしてしまうことは火をみるよりも明らかです。

しかし、血管の弾力が元に戻れば、血圧は自然に下がってくるはずなのです。ですから、結局、降圧剤はいらないということになるのです。

降圧剤を飲むということは、とどのつまり、遠回りをしているだけになるのです。

話がややこしくなってしまったかもしれませんので、整理しておきます。

心筋梗塞や脳梗塞の主犯は、動脈硬化です。したがってまずは動脈硬化を治す必要があります。その治療法は食をはじめとした生活習慣を改善することであって、降圧剤を飲むことではありません。

極端に血圧が高い場合（ケースバイケースですが上の血圧が２００mmHgを超える場合が1つの目安になります）、緊急避難的に、降圧剤を用いるのはありだと思います。もちろん期間限定です。

しかし、動脈硬化を治そうともしないで、いきなり降圧剤で血圧を下げてしまうと、いままで血圧が高いために保たれていた全身への血行が悪くなってしまい、さまざまな不具合が出てきます。

血圧は下げるのではなく、自然に下がるのです。生活習慣を正していくと、次第に動脈硬化も是正され、結果として血圧も自然に下がってくることになります。

最近、少し気になることがあります。それは高血圧と診断され降圧剤を飲んでいる若い人たちが少なくないということです。

血管が硬くなりすぎてもうどうしようもない、運動しようにも寝たきりでそれもかなわないというお年寄りであれば、降圧剤もやむなしという場面もありうるかもしれません。

しかし、30代、40代で降圧剤はないでしょう。

もちろん若くても、昨今の欧米化された食環境の席巻ぶりを考えると、動脈硬化が進んでいてもおかしくないのですが、それにしてもそんなに多くはないはずです。

安易に降圧剤を飲むほうも飲むほうですが、出すほうもどうかしています。

そんな若者への対処は簡単です。考え方を変えてストレス負荷を少なくしたり、食生活を見直して減量したりするだけで、すぐに血圧は下がり、たちまち降圧剤が不要になります。つまり彼らの高血圧の原因の多くは動脈硬化などではなくて、ストレスや肥満なのです。

ストレスが慢性的に続くと、交感神経が常に優位になってしまい、心拍出量も増え、血管も細くなってしまうので、血圧が上がります。また肥満が続けば、心拍出量も血管の抵抗も大きくなり、当然のことながら血圧は上がります。

しかし、ストレスや肥満で上昇した血圧を薬で下げてもなんの意味もないことは、すでにご納得いただけたと思います。

糖尿病とは何か

繰り返しになりますが、同じ糖尿病でも、1型糖尿病と2型糖尿病はまったく異なります。1型糖尿病は免疫異常やウイルス感染などによりインスリンを産生するすい臓のβ細胞がほとんど働けなくなってしまった状態なので、インスリンを補充する必要があります。

ちなみに1型糖尿病は食べすぎや運動不足とは直接因果関係はありませんので、自業自得といっても過言ではない2型糖尿病と混同しては、1型糖尿病の方たちに失礼ということになります。

これから触れる糖尿病の薬は、もちろん2型糖尿病の薬についてです。

ところで2型糖尿病の原因には、食べすぎと運動不足、そしてストレスがあげられます。これらが原因となって、要は〝すい臓が疲れている〟というのが2型糖尿病の真の姿です。

ストレスが長く続くと、交感神経が慢性的に優位になります。そうするとインスリンの働きを邪魔する物質（インスリン拮抗物質）が血液中に増えてきます。あるいは食べすぎや運動不足が続くと、体重が増えたり脂肪が増えたりして、抗インスリン物質（TNF-αや脂肪酸など）が増えてきます。

このようにインスリン拮抗物質や抗インスリン物質が増えてくると、すい臓はもっと多くのインスリンを出さなくてはいけません。つまりすい臓はオーバーワークに陥り、疲れてしまいます。これが2型糖尿病です。

こうしてインスリン抵抗性が増すと、すい臓のβ細胞は疲れ切ってしまい、最終的には慢性的にインスリンが不足し、血糖が過剰になってしまいます。

インスリンが不足すると、血管の弾力性が低下し、血管の硬化が進みます。また、血管内に糖があふれると、〝糖化〟という現象が起き、動脈硬化が促進されます。

つまり2型糖尿病が進むと、最終的には動脈の硬化が促進され、重要な組織、特に、心臓、脳、腎臓、網膜、神経、皮膚、免疫細胞などが大きなダメージを受け、心筋梗塞、脳梗塞、腎不全、網膜症、神経障害、壊疽、がんなどが誘発され、死期を早めることにもなります。

ちなみに〝糖化〟というのは、血糖値が高くなった際に、糖（グルコース）とタンパク質がくっついて、不可逆な化学反応が起きることをいいます。そしてさらに化学反応が進んでいくと、糖化最終産物（ＡＧＥｓ：advanced glycation endproducts）というものが産生され、廃棄物として体内にどんどんたまっていったり、血管の内皮に作用して動脈硬化を促進させたりするのです。蓄積したＡＧＥｓは脳、骨、目などにとどまるおそれがあり、痴呆、骨粗鬆症《こつそしょうしょう》、白内障などを引き起こすこともあります。この２型糖尿病は、動脈硬化の進行と、ＡＧＥｓの蓄積を促進することにより、老化も加速させる病気ともいえます。

糖尿病は薬なしで治る

このような経過が、２型糖尿病がたどる一般的なシナリオです。

ここで押さえてほしいポイントは、血糖値が上がるというのは原因ではなくて、結果だということです。したがって血糖値を薬で下げてみても、まったくとはいいませんが、あまり意味はなく、いささか的はずれだということです。少なくとも根本的な解決にはなりません。

2型糖尿病の本質はすい臓が疲れていることだといいましたが、薬で血糖値を下げるだけでは、すい臓の疲れはとれないのです。

ではどうするのが正しいのでしょうか？

それは、疲れているすい臓のβ細胞を休ませてあげることです。

つまり、食べすぎをやめ、運動不足を解消し、ストレス負荷を軽減してやれば、β細胞は休むことができるのです。それでもあまり疲れがとれないということであれば、しばらくβ細胞の代わりに外からインスリンを補ってあげればいいのです。もちろん期間限定ですが……。

そうすれば基本的には糖尿病は治ります。少なくとも私はいつもこのように対処しています。

特殊な病気は除きますが、ほとんどの慢性疾患は生活習慣病です。いいかえれば、生活習慣を見直せば、ずっと薬を飲み続けなくてもいいということなのです。

「高血圧や糖尿病は治らない。一生つき合っていく病気だ。薬も一生飲み続けなければいけない」というのは都市伝説にすぎません。いわゆる生活習慣病が原因で薬をずっと飲み続けている人など、私のまわりでは皆無です。

慢性病、つまり生活習慣病の原因は、もちろん生活習慣の乱れということになりますが、もう少し具体的にあげるとすれば、生活リズムの乱れ、慢性的なストレス負荷、食の乱れ、運動不足となります。

これら生活習慣の乱れが続くと、交感神経が優位になる、動脈硬化が進む、糖化が進み余計な廃棄物がたまっていく、活性酸素が増える、免疫力が低下する、腸内環境が乱れるというふうになり、病気へ、あるいは老化への加速が進みます。

ただ、その過程で、結果として、コレステロール値が高くなったり、血圧が高くなったり、血糖値が上昇したり、体重が増えたりするわけです。

しかし、その結果だけを悪者にしたてて薬を飲み、数値を無理やり下げようとした結果、数値が是正されることはあったとしても、それで原因を解消したことにはなりません。

正しい手順とは、まずは積極的に生活習慣そのものを正すことです。

その結果として、数値が下がっていくのです。その過程を少し加速させたいなら期間限定で薬を飲む場合もありうるというだけのことです。薬だけで治そうなんて発想は、どう考えても賢明な考えではありません。

睡眠薬・精神安定剤は免疫力を下げる

昨今は中高年を中心に、若い人たちまで含め、不眠やうつを抱える人たちが多く、睡眠薬や精神安定剤を常用している割合が増えているといわれています。

それは昨今の先行きが不透明な社会背景も一因となっているのかもしれませんし、安易に睡眠薬や精神安定剤が手に入ってしまうことが問題なのかもしれません。

老人ホームに入居されてくるお年寄りたちも例にもれず、ほとんどの方がなんらかの睡眠薬か精神安定剤を持参しています。

また、知り合いの精神科の医師たちからよく聞く話ですが、昨今は多くの若者が、よく不眠やうつを訴え、睡眠薬や精神安定剤を求めて受診してくるとのことです。

私自身にしても、いつも快眠というわけでなく、また、いつも気分がはればれしているというわけではありません。それなりに悩みも抱えています。そのせいでなかなか寝つけないこともしょっちゅうです。私のまわりを眺めてみても、例外なく、それなりになんらかの悩みや不安を抱えているし、しかもその悩みや不安が当面は解決できないことがほとんどです。

しかし、私はもちろんですが、まわりの者たちも睡眠薬や精神安定剤を飲もうと思うことはありません。それがふつうなのではないでしょうか。

もちろん人の悩みや不安を他人がとやかくいう権利などありません。ただ、私は日々、死が目の前まで差し迫っているがん患者さんや、自分で体を動かすこともままならないお年寄りたちと接しています。そのせいもあるかと思いますが、それ以外の悩みや不安などは微々たるものにみえ、とるに足らないものに感じてしまいます。したがって、安易に薬に頼ろうとすること自体が弱さと甘えの現れではないかと、かなり否定的になってしまいます。

もっとも、最近の睡眠薬や精神安定剤は効きもよく、それなりに安全性も確かめられていることは知っています。自分でも何度か試してみたこともあります。

ちなみに、私自身は患者さんに出す薬は、先に自分で試すことにしています。

それでも飲もうと思わない理由は、常用するようになっては困ると思うからです。特に最近はさまざまな睡眠薬や精神安定剤がありますので、自分に合う薬をみつけることはさほど難しくありません。

となると、つい薬に頼ってしまうことは目にみえています。そして、安全がそれなりに担保されているとはいえ、それはあくまでも推奨された量を、期間限定で飲む場合にのみいえることです。

私はいままで数多くの患者さんを診てきましたが、特に睡眠薬や精神安定剤の常用患者さんは、推奨量どころか、けっこうな量の薬を飲んでいます。もちろんほとんどの場合、1人の医者がたくさんの薬を出しているわけではないのですが、常用患者さんは往々にして、複数の医療機関を受診されています。つまり、内緒で数カ所のクリニックや病院をかけ持ちしているのです。そして通常量の倍あるいは3倍と、だんだんと常用量が増えていくのです。

簡単にいえば、依存症です。薬中毒といっても過言ではありません。

特に睡眠薬や精神安定剤は依存症に陥りやすいのです。

しかも、睡眠薬や精神安定剤を常用すると白血球の機能が低下して、著しく免疫力が落ちることもわかっています。つまり寿命を縮めかねないのです。

ちなみに、HPなどをみると、「最近の睡眠薬や精神安定剤は昔と違って、副作用も少なく、依存症になることもほとんどありませんので安心してください」という主旨の文言が記載されている場合が多いようです。もちろんそれは理屈的には間違いないことです。

しかしそれはあくまでお行儀よく目安量を飲むという想定上の話であって、現実をあまり知らないからいえることです。私の経験からの推測では、多くの方がすすめた量以上の薬を飲んでいて、しかもどんどんと飲む量が増えていくというのが現状だと思います。

つまりは、最初から飲まないのがベストだということなのです。そして私たち医者たちも安易にすすめないようにしなくてはいけません。

簡単にまとめると、睡眠薬や精神安定剤を飲むと、かなりの頻度で常用することになってしまいます。また飲む量も推奨量にとどまらず、だんだんと増えていきます。そうすると免疫力が低下したり、ボケ症状が出てきたり、攻撃的になったり、幻覚や妄想などの精神症状が出てきたりするおそれがあります。

このような説明をして、患者さんたちができるだけ飲まないですむよう、私は努めています。

こと不眠に関してですが、若い人もお年寄りも、おおよそ4つのパターンがあります。その4つをあげてみますと、生活が不規則である、相当な時間（1時間以上）昼寝をしている、働きすぎている、昼間暇すぎるというものです。

不眠を訴える人に聞いてみますと、たいていはこの4つのパターンに集約されますので、それを改善すれば基本的には不眠は解消できることになります。もちろんそう簡単に理屈どおりにはいきませんが、起きる時間を一定にすることと、床に就く1～2時間くらい前に40～42℃の湯船に浸かる条件を加えると、かなりの確率で不眠は解決します。したがって睡眠薬や精神安定剤は不要となるのです。

睡眠薬を飲まないほうがいい最大の理由

睡眠薬（精神安定剤も含めて）を飲まないほうがいい大きな理由として、「睡眠薬は免疫力を低下させてしまう」と、先に述べましたが、実はそのほかにも、あまり公言されない大きな理由があります。

それは、なかなか本人にぴったり合う薬がないということです。

現に、同じ種類の薬を同じ量をずっと飲んでいる方が少ないことからもわかります。

ちなみに、不眠といってもいろんなタイプがあります。細かいところを無視すると、大きく、入眠困難タイプ（寝つけない）と、熟眠困難タイプ（眠りが浅くて途中で起きてしまう）の2種類に分けることができます。

ただ実際には、入眠困難だけ、熟眠困難だけという人は少なく、ほとんどの方は多少なりとも両方のタイプに属しています。

したがって、入眠困難な人がすみやかに効果を発揮する睡眠導入剤を飲むと、いっきに効果が現れ、すぐに眠りに就けるようになります。

しかし、効果を発揮する薬は半減期（解毒される速度）が短いので、途中で睡眠が浅くなり、早く目覚めてしまいます。つまり、睡眠の質が落ちてしまいかねないのです。ちなみにアルコールも入眠効果は抜群です。みなさんのなかにも実感されている方は多いはずです。しかし、途中で目が覚めやすいので、結局は睡眠の質を大きく下げてしまうことになります。

一方で、深い眠りへと誘ってくれる睡眠薬はいっきに効くわけではないので、すぐに眠れるというわけではありません。しかし、いったん深い眠りに入ると、半減期が長いので、今度は寝覚めが悪くなってしまいます。

つまり、〝帯に短し、襷《たすき》に長し〟という代物ばかりなのです。

「それじゃあ、入眠にも熟眠にもよく効くようにすればいいじゃないか」という意見もあるでしょう。

しかし、いっきに効果が現れ、ずっと効果が続く強力な睡眠薬を作って常用すればどうなるか？

そうすると、きっと効果は抜群でしょうが、その代わりに呼吸も永遠に止まってしまうことになるでしょう。

実際、眠っているときにしばしば呼吸が止まってしまうという睡眠時無呼吸症候群（SAS）の方が不眠を訴え、強く睡眠薬を希望される場合があります。

しかし、下手に睡眠薬を出してしまうと、さらに呼吸を抑制してしまうのは火を見るよりも明らかなのです。

また、先にも少し触れましたが、睡眠薬は、だんだんと効かなくなっていきます（これを〝耐性〟といいます）。したがって、合う薬を見つけるのは、ますます困難になるのです。そしてこの耐性のため、薬の種類も量もどんどん増えていきます。こうして依存していくことになるのです。

ちなみに一カ月以上、睡眠薬を飲み続けているとしたら、それは完全に依存していることになります。つまり、少々のことでは薬をやめられなければ、薬に依存していることになり、そうならないためには、やはり初めが肝心なのです。

鎮痛剤でがんの発見が遅れた人たち

がんの原因が鎮痛薬（痛み止め）の常習ではないかと思われる人にも私は何度も遭遇

しています。ほんの少し痛みが出るだけで飲む人も多いのですが、痛みを感じたときだけでなく、強迫観念に駆られるのか、痛み予防と称して鎮痛薬を飲んでしまう人もいます。

鎮痛薬のほとんどが、血管を収縮させ、交感神経を刺激します。したがって鎮痛薬を飲み続けると、慢性的に免疫力（自己治癒力）は低下してしまいます。つまり、がんになる可能性が高くなってしまうのです。

鎮痛薬を頻繁に飲む人の典型は、頭痛持ちです。世間にはわりとたくさんいるようです。若くしてがんになる人たちのなかには、頭痛持ちの人たちがかなり紛れ込んでいるのではないかと私自身は想像しているのですが、私自身も、その何人かに遭遇したことがあります。

ある人には、初期の胃がんの手術を受けたあとに、生活習慣を正すようにアドバイスしました。

しかし、頭痛薬だけはやめることも少なくすることもできず、結局はずっと飲み続け、早期に再発という憂き目をみてしまいました。

結果的にできるだけ避けたいと思っていた抗がん剤治療をやるはめになったのです。そんな苦い経験があるので、以後は意を決し、鎮痛薬（頭痛薬）の常用をやめさせることにしています。

一方、鎮痛剤の常用によって、がんの発見が遅れてしまうケースも決して稀ではありません。

たとえば、慢性の頭痛で鎮痛薬を常用している方はたくさんいます。そのうちのある男性は、頻繁に頭痛に見舞われるので、常に鎮痛薬と胃薬（胃潰瘍を抑える薬）を携帯し、毎日の日課のように鎮痛薬と胃薬を飲んでいました。

時に少しばかり胃が痛むこともあったようですが、痛みの程度もたいしたことはなく、薬を飲めばすぐに痛みが治まるということでした。ちなみに、鎮痛剤を処方されるときはたいてい胃薬も同時に処方されることが多いのですが、その胃薬（抗潰瘍薬）を飲んでいたということです。そのため2年間あまり主治医に胃痛のことを相談することもなく、胃の検査を受けることもなかったようです。

しかし次第に胃の痛みは強くなり、いよいよ我慢の限界を超えてきたのか、ようやく胃の内視鏡検査を受けてみることにしました。そうすると、胃がんによる大きな潰瘍が発見され、大慌てで大手術ということになったようです。

つまり痛みが、がんが原因でできた潰瘍の存在を彼に教えてくれていたにもかかわらず、薬でその痛みを抑えてしまったばかりに、発見が大幅に遅れてしまったのです。

また、こんなケースも少なくありません。十数年来の慢性腰痛のため、ほぼ毎日のように鎮痛薬を飲んでいた男性がいました。少しくらいの腰痛は日常茶飯なので、ほとんど気にもとめていなかったようです。なぜなら鎮痛薬を飲めば立ちどころに痛みも治まるし、日常生活にもなんら支障がなかったからです。

そんな彼がある日、大好きなゴルフでティーショットを打ったとたん、急に腰に激痛が走り、そこでプレーを中断するはめになりました。その時の腰痛はいつもの腰痛とは違って、鎮痛薬を飲んでもいっこうに治まらなかったそうです。

整形外科を受診しレントゲン写真を撮ると、なんと腰骨（腰椎）に腫瘍がたくさんみつかったということです。結果は前立腺がんの多発骨転移でした。つまり、十数年余にわたって、がんが骨に転移していたのです。

しかし、痛みを薬で抑えていたために、がんがこれほど大きく進行するまで、彼は気がつかなかったというわけなのです。

このことからも、鎮痛剤はできるだけ飲まないほうがいいことは明らかです。

たかが胃薬、されど胃薬

「胃薬で命をなくすことがあるかもしれない」と聞くと、きっと驚かれるでしょう。

しかし、現にそういう報告はありますし、私にもこわい経験があります。

老人ホームに入居するお年寄りのほとんどが薬持参であることは先に述べたとおりですが、その持参薬の中に、高い確率で含まれているのがこの胃薬で、いわゆる抗潰瘍薬（消化性潰瘍治療薬）といわれるものです。

それは突然のできごとでした。いつもかかっている開業医からもらってきた胃薬を、あるお年寄りが前日から飲み始めたようでした。

そして今朝になり、いつもは穏やかなそのお年寄りが、急につじつまの合わないことをいい出し、ヘルパーさんたちを困らせました。その日の夕方には大声でわめき出し、大暴れするではありませんか。

一瞬何事が起こったのかと、私も不意打ちをくらいましたが、みたところ麻痺もなく、吐いたりすることもなく、脳卒中は考えにくいと判断しました。

そこではたと気づいたのが、前日から飲み始めたという胃薬なのです。

患者さんの症状がいきなり悪化すれば、往々にして新しく飲み始めた薬が原因だと考えるのが医者の常識なのです。

そこで前日から飲み始めたというその胃薬を即刻やめてみたところ、案の定、すみやかに症状は治まり、元の穏やかな状態に戻りました。

昨今はこの抗潰瘍薬を飲む人がとても増えているのです。特にプロトンポンプ阻害剤は人気のようです。

なぜかというと、ご存知の方も多いと思いますが、胃食道逆流症（GERD＝逆流性食道炎）が大流行だからです。

胃食道逆流症は、胃と食道の境にある噴門《ふんもん》の筋肉（食道括約筋）がゆるみ、胃酸や空気が胃から食道へ逆流し、胸やけ、げっぷ、咳、吐き気、喉の違和感、お腹の張りなど、うっとうしい症状を引き起こしますが、日本ではいま、急速に増えつつあります。

なぜ、こんなに胃食道逆流症が増えているのか？

それには、さまざまな理由がありますが、なんといっても食べる量が増えたこと、特に脂肪の摂取量が増えたこと、ピロリ菌を退治した人が多くなり、胃酸分泌が増えたことがあげられます。

また、前かがみの姿勢をとる時間が長くなったり、肥満で内臓脂肪が多くなったりしてお腹（胃）にかかる圧力が増し、逆流を促していることも要因の1つです。

そしてやはり、高齢者（食道括約筋の力が弱くなったり、腰が曲がったりして、逆流が増える）が増えたことも理由としてあげられます。

そして、この胃酸の分泌を抑える切り札として登場したのが、プロトンポンプ阻害剤になります。

ここで、よく考えてみてください。薬を飲んで症状が解消されるのはよしとして、結局は胃酸の分泌を少なくするわけであって、根本的な解決にはなっていません。

つまりは、このプロトンポンプ阻害剤をずっと飲み続けることになってしまう可能性が非常に高いということです。

そこで心配なのが、胃酸が慢性的に少なくなればどうなるかということです。容易に想像できることは、消化機能が低下して食事がもたれやすくなり、腸にも負担がかかり、ビタミン（ビタミンB_{12}など）やミネラル（カルシウム、マグネシウム、亜鉛など）などの栄養素の吸収が阻害されるということ。あるいは、胃酸は強力な消毒機能も持っていますので、その消毒作用が失われて、感染症になりやすくなるなどが想定されます。

現に後者の感染症が増えることは多々報告されています。肺炎や胃腸炎、そして尿路感染症にかかりやすくなるのです。

また胃酸の分泌が抑えられることによって腸内の免疫力が低下し、消化器がんが増えるという意見も出ています。

さらに、このプロトンポンプ阻害剤は骨代謝にも影響を及ぼすことがわかっていて、実際に骨粗鬆症が増え、骨折しやすくなるというデータも報告されています。

まだまだいろいろな報告がありますが、単純に胃酸が多いから胃酸を少なくするという発想だけでは根本的な治療になっておらず、不じゅうぶんであるということを示唆しています。

私にも経験がありますが、胃食道逆流症は非常に重症感があり、QOL（生活の質）を低下させてしまいます。したがって、プロトンポンプ阻害剤は、ある意味では救世主といってもいいかもしれません。

しかし、短期で飲むのはよしとするにしても、これだけの副作用が報告されているわけですから、長期連用は避けたほうがいいでしょう。

したがって期間限定で飲むのはしかたないとしても、やはり根本的に生活習慣を正していくことが必要となるのです。

ちなみに、胃食道逆流症を根本的に治していくには、体重や姿勢の是正、過食やいっき食いをやめる、脂肪過多を避けるなど、ちょっとしたことを習慣づけていくことがポイントになります。

抗生物質は飲まないほうがいい

世界共通の傾向ですが、どんな抗生物質にも効かない細菌が出現したというような話題がしばしばメディアをにぎわせているせいもあり、抗生物質の濫用は一昔前に比べると少なくなる傾向にあります。それでも相対的には、まだまだ日本はほかの先進国に比べると抗生物質が大好きな国のようです。

死因（2011年）を多い順に並べると、1位がん、2位心臓病、3位肺炎となっていますが、老人ホームでの死因の1位は肺炎です。

「肺炎なんか命を落とす病気じゃないのでは？　抗生物質で簡単に治るじゃないか」と思うかもしれませんが、それは若くて元気な人の話であって、お年寄りの場合には通用しないのです。

ちなみに死因3位の肺炎ですが、その95％が65歳以上の方なのですから、やはりお年寄りにとって肺炎は、とてもおそろしい病気ということになります。

お年寄りは、若い人たちに比べれば免疫力が低下していますし、ものを飲み込む機能も低下していて、食べたものが気管や肺のなかに入ってしまう（誤嚥《ごえん》）こともあり肺炎になりやすいのですが、さらにやっかいな点もあります。

それは抗生物質が効きにくい細菌が多くなっていることです。そんな細菌が体力の弱ったお年寄りたちを襲うことになるのです。

抗生物質は大きく分けると2つの種類があります。1つは〝狭域抗生物質〟と呼ばれ、ある特定の細菌にしか効かないものです。もう1つは〝広域抗生物質〟と呼ばれ、さまざまな細菌にも効くものです。一見すると、多くの種類の細菌に効果が期待できる後者のほうが、病原菌の種類を知らなくても容易に治療できるので、優れていると思ってしまうかもしれません。

たしかに広域抗生物質は治療者として処方する場合には便利で、患者さんにとってもあたりはずれが少なくて、メリットが大きそうです。また、病原菌を決め打ちして狭域抗生物質を出したものの、もしはずれていれば、誤診じゃないのかと文句の1つもいわれるかもしれないので、無難に広域抗生物質を出しておこうという気持ちになるのも理解できなくはありません。それもあってか、いまクリニックや病院など、外来診療で処方される抗生物質のほとんどは広域抗生物質なのです。

ただ一般的には、狭域抗生物質に比べると、広域抗生物質は効果も大きいぶんだけ副作用も大きく、抗生物質に効かなくなる耐性菌を生み出す危険性が高いのです。

耐性菌を生み出す危険性が高いということは、抗生物質に効かない細菌がどんどん増えていくことを意味します。そうすると、よりいっそう強くなった細菌たちが私たちのまわりに広まっていくわけですから、先ほど触れたように、体力が弱ってしまったお年寄りたちの感染症、特に肺炎がおそろしい病気となってしまうのです。

さらに、非常に重要なことなのですが、この強力な広域抗生物質を使うと、病気の原因細菌だけではなく、病原細菌を抑える働きをしている有益な細菌たちも同時にやっつけてしまうのです。

一方で狭域抗生物質は、原因と目される特定の細菌をやっつける能力しかありませんので、ほかの有益な細菌までやっつけてしまうことはほとんどありません。

同じ抗生物質でも狭域と広域では、その影響力がまったく異なるという点を知っておいて損はないと思います。

もちろん薬にはすべて副作用がありますので、飲まないに越したことはありませんが、特に広域抗生物質は、極力控えるほうが身のためです。

ところで、〝マイクロバイオーム〟という言葉をご存知ですか？

私たちの体には、自身の細胞の数の10倍にも及ぶ膨大な数の細菌たちが同居していいます。彼らは単に私たちの体に寄生しているのではなく、ちゃんと私たちの細胞とネットワークを作っているのです。つまり双方向にやりとりをしていることがわかってきたのです。そしてこのネットワークのことを〝マイクロバイオーム〟と呼ぶことにしているのです。

腸内にも１００種類、３００兆個ほどの細菌がすんでいるといわれていますが（腸内細菌）、彼らは単なる居候ではなく、私たちの健康に有用な役割をはたしていることがわかってきました。この細菌たちは、消化吸収を助けてくれたり、私たちが自分で作ることができない栄養素を作ってくれたり（たとえばビタミンB_2、ビタミンB_{12}、葉酸など）、健康を維持する免疫反応を巧みにコントロールしてくれたりしています。そして先ほど触れたように、病原となる悪い細菌がむやみに侵入してこないようにと幅を利かせてくれているのです。

また、この細菌たちは、人間の神経系と相互に作用する可能性のある化合物を作っていることも明らかになってきました。つまり感情や性格などを微妙に変えているのではないかといわれています。腸内細菌が、記憶や学習に関係する脳の発達に影響しているともいわれています。いくつかのタイプの抑うつ状態を治療するのにも、細菌の挙動が大きく影響していることもわかり始めているのです。

ところが残念なことに、昨今のストレス過多のライフスタイル、あるいは広域抗生物質の多用によって、こうした有用な細菌たちがだんだんと減る傾向にあります。その結果、さまざまな病気、自己免疫疾患や肥満、そしてうつやがんなどが増加しているのでは、とも指摘されています。

つまり広域抗生物質は、私たちの健康維持にとってとても大切な腸内環境、つまりマイクロバイオームを壊してしまうのです。マイクロバイオームが壊れてしまうと、元気で長生きするのに、大きなハンディとなってしまいます。

骨粗鬆症の薬を飲み続けたらどうなるか

現在、この骨粗鬆症に対する治療薬の第一選択はビスフォスフォネート製剤となっています。これらビスフォスフォネート製剤は、骨を破壊する破骨細胞を壊死させることによって、骨の吸収を阻止しようという薬剤です。

一見、破骨細胞を壊死させることによって骨が壊れなくなるのは、たしかに治療効果として理にかなった優れたもののように思えます。

しかし実際には、骨は造る働きと壊す働きとを、同時に行いながらバランスを保っている生きた組織であって、人為的に壊す働きだけを一方的に止めてしまうと、ゆくゆくは不自然な結果を招来するのではないかと危惧しています。なぜなら、骨組織における代謝のリズム（造骨と破骨のリズム）を完全に狂わせてしまうからです。

現に、ビスフォスフォネート製剤を飲むことによって、抜歯後に顎の骨が壊死したり、通常は骨折しにくい大腿骨の部位に骨折が起こったりするというような特殊な症状が、長期間この薬を使用した際に起こると報告されています。

薬に頼る前に、発想の転換を

以上、多くの方が常用している代表的な薬をとり上げて説明してきましたが、基本的には薬の種類を問わず、ほぼ同じようなことがいえます。つまり、薬を常用するにはそれ相応のデメリットが必ずあるということなのです。副作用がない安心安全な常用薬はないのです。

そのデメリットを理解したうえでどうするかは、個人の価値観に委ねるしかありませんが、私は常用を回避する選択肢を選んでいただければと切に願っています。

さて、直接はほとんど命にかかわらないけれども、それにしてもこれは我慢できないなという苦痛も私たちは時に経験することがあります。

たとえば、痛み、かゆみ、しびれ、咳、むかつき、めまい、下痢などがありますが、これらもやはり、どこか体調が崩れていることを私たちに警告しているわけです。とはいえ、1秒でも早く、苦痛そのものから逃れたいと思うものです。

その苦痛の代表格は、なんといっても痛みだと思います。痛みは個人によって感じ方がまちまちであることもあり、その苦しみは自分以外にはわかりづらく、また原因がはつきりしないこともあります。

とはいえ痛みを抱える当人にとっては、その苦痛たるや筆舌に尽くしがたいものがあります。

私自身もかつて頭痛に頻繁に悩まされていたこともあり、その耐えがたさはよくわかります。そんなとき、特にどうしても我慢できない場合などには、いくら薬嫌いで、それが根本的な解決にはならないと自分でわかっていても時に鎮痛剤を飲むことだってありました。

昨今は、なかなか痛みがとれにくい帯状疱疹（ヘルペス）の後遺症や、繊維筋痛症にもそれなりに効果が期待できる薬も考案されてきました。慢性的な苦痛で悩んできた人にとっては、西洋薬は福音となっているともいえます。まさに即効性を発揮しうる西洋薬の独壇場といえるかもしれません。

苦痛や不快感そのものが、交感神経を優位にさせ、血管を縮め、免疫力を低下させますので、とりあえず苦痛や不快感はすみやかに解消したほうがいいと思います。そのための西洋薬は断然ありだと思います。

しかし大事なのは、やはり期間限定で用いるべきだということです。

そして同時に、根本的な治療を並行してやっていく必要があるのです。

ちょっとした苦痛や不快感は、体が私たちに発したイエローカードです。その意味合いは便秘のところでもお話ししたとおりです。「体のどこかにちょっとした不協和音があるよ」というお知らせなので、その不協和音を見逃さず、根本的に治していく必要があります。

苦痛や不快感を一時的に回避するため、薬に頼るのもありだと先ほど述べましたが、その際に大切なことは、必ず根本治療も忘れないことです。

そのあたりの微妙なバランス感覚が大切なのかもしれませんし、根本治療を怠ることなく、薬をうまく使いこなす勘所が必要になるのかもしれません。

ちなみに私の場合、頭痛の原因はストレス負荷だとよくわかっていました。頭痛が起きるとストレス負荷が大きくなっているという警告だと素直に受けとり、無理に薬で解消するのではなく、仕事のペースを落としたり、休みをとったりするようにしてみました。そうするとだんだんと対処のコツもつかめるようになり、薬を飲まなくてもすむようになりました。

もっとも最近は、思い切って（割り切って）根本から生き方を変えてしまいましたので、それからはあまり頭痛に見舞われることはありません。

MUSTの生き方からWANTの生き方に変えると、やはりストレス負荷は軽くなるようで、その効果はてきめんでした。

もちろん私だけでなく、私のまわりを見渡してみても、そんな例には枚挙にいとまがありません。

先にあげた、ちょっとした苦痛や不快感、専門用語では不定愁訴《ふていしゅうそ》といいますが、誰にでもよくあることだと思います。

そのせいかもしれませんが、あまり深く考えることなく、安易に薬で解決しようとしてしまいます。

しかし、長い目で物事をとらえ、根本治療もめざし、たとえば少し考え方を変えてみる、食事を見直してみる、生活のリズムを変えてみる、体を動かしてみる、休暇をきちんととるようにする、趣味をみつける……などで、薬に頼らなくても、苦痛や不快感は解消できるのです。

自己治癒力が高まれば薬はいらなくなる

そもそも、病気は自分で治すものです。あるいは自分で治るものです。

これは、ずっと前からあちらこちらでいわれていたことなのです。

たとえば、ギリシャやトルコには、アスクレピオン（神殿）と呼ばれる医療施設（医療センター）の遺跡がたくさん残っています。紀元前5世紀末頃までには約300あまりあったといわれていますが、そのアスクレピオンに入るには、まずは患者の意思が問われます。

つまり自分で病気を治す意思があるのかないのか。なければ入所（院）は許されず、あるものだけが入所を許されるというものでした。ちなみに、その治療内容もとても優れていて、観劇や暗示をとおして本人の治る自信を呼び覚まし、自助努力を喚起するものが主流であったということです。

つまり、要は、自己治癒力を喚起しようというものだったのです。

もちろん病気の程度によっては、医療者の手助けが必要なこともあるかもしれません。しかし、それはあくまでも手助けにとどまります。医者や薬は、時には非常に有効な手助けとなりますが、あくまでも手助けの範囲を超えることはありません。やはり本当の主治医は自分なのです。

医者や薬がでしゃばりすぎてしまうと、手助けがかえって仇になることもあります。それは、かの有名なヒポクラテスも明言しています。

「私は能力と判断の限り患者に利益すると思う養生法をとり、悪くて有害と知る方法を決してとらない」

つまり医療者は患者の邪魔をするな、ということです。

「そんなばかな、医者が患者の邪魔をするなんて……」

と思う方もいるかと思いますが、実は、医者が患者の邪魔をすることは、みなさんが思うほど稀ではないのです。現に、そういう戒めがあるということ自体、稀でないことを物語っている証だと思いますし、その戒めがいまも生きているということは、現在も少なくないということでしょう。

また、医原病《いげんびょう》という専門用語もあるくらいです。意味は字面から容易に想像がつくかと思いますが、医者がかかわったために、かえって病気になったり病気が悪化したりすることをさします。

アメリカではしばしば国や医師会が統計を発表していますが、おおよそ1年間に薬の副作用で約10万人、院内感染で約8万人、治療ミスで約5万人、不必要な手術で約1万人、薬の投薬ミスで約1万人、トータルで25万人くらいが犠牲になっているようです。

私自身の経験でも、特にがん患者さんやお年寄りの場合、私（医者）がかかわらなかったほうがよかったかもしれないと思うことは少なくありません。手術などしなかったほうが、薬など出さなかったほうが、結果として、彼らはもっと元気で長生きできたかもしれない。私が死期を早めてしまったかもしれない……などと悔やむケースも少なくありません。

もちろん医療には常にある一定の不確実性があり、おのずと限界もあります。それを加味しながらもやはり、リスクのある治療をすすめるというのは、デメリットよりもメリットが大きく期待できる場合に限るべきだと、自分にいい聞かせるようにはしています。ですから標準治療からはずれることがあったとしても、できうる限りは、リスクのない治療法を優先してすすめていきたいと思うのです。

特にリスクをとらなくても、ほかに治る手段があるような軽微な病気の場合には、そちらを優先すべきだと考えますし、患者さんにもそう説明することにしています。

いささか理想論すぎるといわれるかもしれませんが、薬の副作用も含め、医原病に見舞われないようにするベストの方法は、可能であれば医者にかからない、薬を飲まないことです。もちろんそのためには自己治癒力を高めておかなければならないので、少しばかりは自分で努力する必要があります。

でも私は、理想論だと揶揄されようと、できるだけその理想に近づける工夫をすることが得策だと思っています。そしてむしろ医者も、みなさんたちが理想に近づける手助けをすべきではないかと思っています。

拙著（『一生、「薬がいらない体」のつくり方』三笠書房）で、薬のやめ方について触れた当時、想定外なご質問がよく届いていました。

読者「まず薬を減らしたいのですが、具体的に私はどれだけ減らせばいいのですか？」
私「まず薬を減らすんではなくて、第一に自助努力ですよ！」
読者「いやいやそういう質問ではなくて、どの薬を何錠減らしたらいいのですか？」
私「いやいやそうではなくて、まずは生活習慣をあらためなくては……」
読者「なんだ、薬を減らすだけではだめなのですか？」

人は自分に都合のいいように物事をとらえる傾向があると思いますし、人に真実を伝えることは難しいなと、つくづく感じました。

薬をやめるというのは、むしろ正確ないい方ではなかったのかもしれません。より正確にいうとすれば、自助努力によって自己治癒力が高まれば、薬が自然といらなくなるということなのです。

少しばかり知識と智慧を授かり、少しばかり生活習慣を変えていけば、それだけでも薬を飲む機会は激減するし、その結果、病気になる確率も格段に減るはずです。

そうなれば、余計な医療費が削減できるわけですから国も異存はないと思うのです。

なぜ学校で薬の副作用について教えないのか

拙著の読者たちから薬に関して、こんな感想や意見をいただくことがよくあります。

薬は体にいいものと思っていた。
薬で病気が治ると思っていた。
薬はずっと飲み続けるものと思っていた。
薬の副作用はめったに起こらないと思っていた。
そもそも副作用がある薬を医者は処方しないと思っていた。
市販薬には副作用がないと思っていた。
なぜ本当のことを学校で教えてくれないのか。

特に最後の、「なぜ本当のことを学校で教えてくれないのか」はよくクレーム（批難）としても私のもとに舞い込んできます。

あるいは講演会などで、そんなお叱りを受けることがよくあります。

でも、みなさんのおっしゃるとおりです。薬について、よい部分はもちろんですが、悪い部分もちゃんと教えるべきだと思います。

多くのみなさんからも指摘があるように、学校（義務教育）では、まずは命にかかわる事柄から優先的に教えるべきなのです。

大人の事情が邪魔をして正論が通らないのかもしれませんが、薬も含め、食、農、健康、医療について知識や智慧が乏しければ、深く命に直結することです。少し時間を費やしてでも教えていくべきだと私は思います。長い目でみれば、本人はもちろん、国益にもつながるはずです。

そして自分の身は自分で守れるような智慧と知識を習得するべきだと思います。

いまの日本に本当に必要な薬は、国民の意見に真摯に耳を傾けようとしない、永田町界隈に生息するバカにつける薬ではないかと思っています。

第5章　薬を飲まない病気知らずの人が実践している黄金のルール

薬を飲まない人に共通すること

薬、つまり西洋薬をあまり飲まない集団として、私のまわりにはおおよそ3つのグループがあります。

それは元気で長生きしているお年寄り、中医師（中国の伝統医学である中医学を実践する医師）、そしてがんから生還したがんサバイバーです。

まずは元気で長生きをされているお年寄りたちをみてみましょう。

老人ホームに入居するお年寄りには、入ってこられてすぐにいなくなる方もいらっしゃれば、ずっと長くいる方もいらっしゃいます。

その違いの1つが、薬をたくさん飲んでいるか、ほとんど飲まないか、あるいは薬が好きか、嫌いかにあることは、すでにお話ししました。

薬が嫌いな人たちは風邪薬でさえあまり飲もうとしませんし、仮に飲むとしたら飲み慣れた漢方薬か民間薬に限ります。

そういうポリシー（信念）を持ったお年寄りたちは、なべて元気で長生きです。

それが、私がほかの患者さんに、「あまり薬を飲まないほうがいいですよ」とアドバイスする、1つの拠り所にもなっています。理屈も大切ですが、論より証拠だと思うからです。

薬を飲まないことが彼らの健康度を高めていることは、いまさらいうまでもありませんが、同時にやはり薬を飲まなくてもすむように、いろいろ心がけていらっしゃるのも事実です。

それらはほんのささいなことです。しかしそれらが合わさると、相乗効果やいい循環をもたらすのか、結果的には薬を飲まなくてすんでいるのです。

そんな元気で長生きしているお年寄りたちが大切にしている言葉があります。

それは、「人は、自分で動けて、食べられて、眠れれば、なかなか死なない」です。

もっともこれは昔からよくいわれているそうですが、一見なんの変哲もないあたりまえのことのような印象を受けます。私もはじめて聞いたときは、聞き流していました。

しかし、老人ホームに通うにつれ、非常に深い言葉であることがわかってきたのです。

自分で動けるか

彼らは自分で動けなくなったらおしまいだと思っているふしがあります。筋力が低下してしまうと、足元がふらついたり、ころびやすくなったり、自分で歩けなくなったりします。

それを避けるために、彼らはできるだけせっせと体を動かします。筋トレとまではなかなかいきませんが、ストレッチやウォーキングは意識してよくやっています。

また、彼らは関節が痛くなったり、固まったりしてしまわないように、関節をよく動かすよう意識しています。手足の指の関節、手足の関節、首、肩、肘、腰、膝、そして股関節に痛みがないようにと、関節の曲げ伸ばしにも余念がありません。もちろん体重があんまり重くなりすぎると、関節にも悪いことをよく知っているので、そのあたりも意識しています。

「自分で動けなくなると、死期が近づく」と彼らはいいます。また、「寝返りができなくなると地獄だ」ともいいます。「自分でトイレに行けないのはストレスだ」といいます。死も地獄もストレスもできれば避けたいもの。そのためには、やはり小まめに体を動かすしか手はないと考えているようです。私もこの考えに大賛成です。まずは比較的始めやすい、「よく歩く、できれば階段を使う」「テレビをみながらストレッチを行う」「太りすぎないよう、体重を気にする」ことをおすすめします。

自分で食べられるか

食事に関しては月並みながら、体重オーバーにならないように心がけながら、できるだけ間食をとりすぎないように注意しています。もっとも、老人ホームに住んでいるお年寄りたちは、3度の食事はそれなりに管理されていますので、その内容はおのずと決まってしまいます。

肉や乳製品を使った料理は少なく、もっぱら魚や野菜、海藻、きのこ、根菜、豆類、果物が中心となります。カロリーも1600キロカロリー/日とし、あまりとりすぎないように留意しています。メニューもどちらかというと、洋食よりも和食が多く、味つけもあまり濃くはありません。

このような食事に変えるだけでも、高血圧、糖尿病、肥満、脂質異常症などは自然に改善していきます。

さらに、彼らが特に意識しているのは、歯と歯ぐき（歯肉）を大事にすることです。「かめなくなると死期が近づく」といって、彼らはおそれます。

あとはお腹がもたれないように、そして便秘にならないように気を配っていることです。

まずは「肉や乳製品は控える」「食べすぎない」「歯を大切にする」「体重を気にする」ことから始めてみましょう。

自分で眠れるか

長生きするお年寄りたちは、なべて早起きです。朝早く起きて、まずは軽くウォーキング、そのあとラジオ体操、そして朝食となります。

昼間もそれなりにいろいろと活動的です。買い物に出かけたり、絵を描いたり、刺繡《ししゅう》をしたり、土いじりをしたり、あるいはカラオケやパチンコに興じたりと、わりと忙しそうにしています。

このように忙しく過ごしているからこそ、夜はぐっすりと眠れるのか、睡眠薬や精神安定剤は無用です。

しかし、寝たきりやほとんど車椅子で生活をしている方などは、昼間の活動量が落ちてしまうのか、不眠を訴える度合いが多くなってしまいます。そうすると、次第に昼と夜のメリハリがどうしてもなくなっていき、場合によれば、昼夜逆転というようなことにもなってしまいます。このような悪循環にはまってしまうと、健康度の低下が加速し、さらに活動量が低下してしまいます。

したがって、「早起きをする」「昼間、体をよく動かす」ことが何より重要だといえます。

体に一番悪いのは不安と怒り

中医師（中国の伝統医学である中医学を実践する医師）は、ほとんど西洋薬を飲みません。少なくとも私が知る中医師のなかで、西洋薬を飲む姿をみたことはありません。

そもそも私が中医学に興味を持った最大の理由は、中医師が元気で長生きする傾向にあることを知ったからです。

もう15年以上前になるでしょうか、はじめて中医師たちに会ったときに、私が発した最初の質問は、「ところで中医師と西医師（日本の医師と同じく西洋医学に基づいて治療を行う医師。中国には中医師と西医師がいる）、どちらが元気で長生きしていますか？」でした。

中医師たちの答えは、「もちろん中医師のほうが元気で長生きしている。なぜならそのために中医学があるんだから」というものでした。

ある意味、私の質問は愚問だったのかもしれません。

医学や医療はなんのためにあるのか？　病気を治すためというのも間違いではないけれど、もっと大きな理由は、人が元気で長生きをするため。そんなあたりまえである初心を、私をはじめ日本の医者は忘れているのかもしれません。はっとした一瞬でした。

中医師たちがまず心がけていることは、心の安定だといいます。そして、体に一番悪いのは、不安と怒りだといいます。

とはいうものの、いまの世のなか、先行きがみえなくて不安だらけ、理不尽に満ちているせいで怒ってしまうことも多く、不安と怒りを抑えるのは並大抵ではありません。

しかし彼らはいいます。不安は、そもそも予測不能な先のことを考えすぎることによってもたらされる感情。そのため、いくら考えてみても、明確な答えが出るはずもなく、かえって不安な気持ちがどんどん増幅され、悪循環に陥ってしまう。したがって答えの出ないことをいくら考えても無駄だと自分自身にいい聞かせ、募る不安を少しでも軽くする工夫を私たちはやっている、と。

また、怒りは、相手を自分の思いどおりに変えたいという感情の裏返し。つまり相手を自分の思うとおりに変えられないところから生じる感情です。しかし、そもそも相手を自分の思いどおりに変えようとすることは、思い上がり以外の何ものでもありません。そんな無駄なことにエネルギーを費やすことのばかばかしさに気づけば、自然に怒りもおさまってくるのだ、と。

いわれてみればなるほどそのとおりだと、目からウロコが落ちる方も少なくないでしょう。

リズムと食習慣を重視する

中医師たちが次に心がけていることは、生活のリズム。1日のリズム、1週間のリズム、そして四季のリズムです。リズム感を保ちながら生活をしていくことが、健康を害さない1つの大きな秘訣だと彼らはいいます。

そして彼らは食習慣も重視しています。

基本的に、食べ慣れないものは口にしません。しばしば日本に来ますが、てんぷらや揚げ物、肉類や乳製品などはあまり好まないようです。もちろんファストフードなどは論外。もっぱら和食、麺類、寿司などを選んで食べています。

また、冷たい飲み物は口にしません。夏の暑い日でも、ビールは常温です。好んで冷えたビールを飲もうとはしないのです。常温のビールとは驚きますが、冷たいものは体に悪いということだと思います。蛇足ながら、もちろん冷たいコーヒー、お茶もNGです。アルコールは必ずしもNGではありませんが、どちらかといえば控えめです。

彼らは、食は薬だといい、だからこそ、こだわるのでしょう。

彼らの食へのこだわりをまとめると、「温かいもの」「季節に合ったもの」「地産地消」「揚げ物や加工食品はとらない」「過食しない」「肉や乳製品は控えめ」「薄味」「アルコールは控えめ」ということになります。

まったく同感なのですが、すべてを実行するのは難しいものです。しかしそれらをきっちりと習慣にしているところは頭が下がりますし、だからこそ元気で長生きできるのでしょう。

そして最後に、中医薬の出番となります。特に季節の変わり目などには、自分の体質や体調に合わせて、健康増進も兼ね、中医薬を処方して期間限定（２～４週間）で飲むそうです。

季節の変わり目は体調が崩れやすいので、食事にも気を遣いながら、生薬を少量飲むのが理想だと彼らは話します。中国の人たちはよく、季節の変わり目などに、特に病気でもないのに薬局や医院へ行き中医薬を処方してもらっているようです。街中の薬局でもたいていは中医師が常駐していて、簡単に脈診や舌診をしてくれます。

私も何度か診てもらったことがありますが、体質に合った食材の選び方を事細かに説明してくれ、中医薬の処方もしてもらいました。

行くたびになかなかいいシステムだと思いますが、私たち日本の医者も、季節、体質、体調に合った食のアドバイスが的確にできるようになれば、日本国民の健康寿命はきっと大幅に延びると思います。

がんサバイバーはなぜ長生きするのか

さて、西洋薬をあまり飲まない3つ目のグループは、がんサバイバーです。彼らの多くは進行したがんからの生還者たちです。彼らが自己治癒力を高めるために実践してきたことが、セルフ治療というものです。このセルフ治療についても簡単に触れておきたいと思います。

セルフ治療というのは文字どおり、自分で自分の治癒力を高めていく方法です。

数多くのがん患者さんを診ていると、同じステージ（進行度）、同じ年頃なのに、よくなっていく人とそうでない人がいます。また、進行度が低いのに意外に悪くなっていく人、逆に進行度が高いのに意外によくなっていく人がいます。

その違いは何か？

そんな単純な疑問から端を発し、数多くのがんサバイバーの方たちと協同で、よくなる人とそうでない人との違いを探していくことにしました。かれこれ20年ほど前のことです。

それから、おおよそ数年くらいで、よくなる人の共通点がわかってきて、その検証をしながらまとめたのがセルフ治療です。つまり、がん患者さんや、がんサバイバーたちの貴重な体験から教わった知識と智慧なのです。いまも新たな知見が得られればそのつど、改良を加えていますが、その要点をお話ししたいと思います。

ちなみに、このセルフ治療ですが、やるのとやらないのとでは、がん患者さんの寿命に大きな差が出ることは明らかです。

さらに、がん患者さんに限らず、そのほかの病気の人でも、病気がない人でも、健康度が高まることがわかっているので、ぜひポイントを押さえて実行していただければと思います。

このセルフ治療は当然、先に述べた、元気に長生きしているお年寄りや、私のまわりの中医師たちがふだん心がけてやっていることと多々重なるところがあります。したがって、共通する部分はできるだけ簡単に触れ、それ以外の部分に重点をおきながら説明していきます。

規則正しい生活が一番

中医師たちも言及しているように、私たち人間は自然の一部です。したがって自然に逆らうような生活はどこかで無理がくるのか、健康度は低下していくようです。

反対に、自然のリズムに合った生活をしていると、病気にもなりにくいし、健康度も高まります。

それは、がん患者さんにもいえることで、生活のリズムを変えるだけでも、リンパ球の数が増えたり、体温が上昇したり、貧血が著明に改善したりします。

生活のリズムを整えるだけでも、便秘や頭痛など、いわゆる不定愁訴が治る人は数多くいます。逆に、自然のリズムに合わない生活をすると、相当な損をこうむるということかもしれません。

1日のリズム、1週間のリズム、四季のリズムなど、私たちはリズムを感じて、それにうまく乗ることが賢明なのでしょう。

リズムと関連して、睡眠も治癒力に大きな影響を及ぼします。睡眠不足が体に悪いのは周知の事実ですが、単に睡眠時間だけでなく、睡眠の質も問題となります。

がん患者さんはよく睡眠薬や精神安定剤を飲んでいらっしゃいます。薬である程度、睡眠時間は稼げているかもしれません。しかし、睡眠時間はじゅうぶんとれているにもかかわらず、寝覚めが悪かったり、昼間に眠気に襲われたりと、現実的には睡眠の質はさほど改善できていないようです。

一方で、起きる時間を一定にする、寝室の環境を整える、床に就く1～2時間前に湯船に浸かる、昼寝を短くする……などの工夫を加えながら、自助努力を積み重ねていくと、ほぼ全員、薬をやめることができます。そして寝覚めもよく、昼間に睡魔に見舞われることもなくなるので、睡眠の質も改善されているのでしょう。

やはり規則正しい生活が一番ということになりますが、なかなかわかっていても実行は難しいというのが現状だと思います。

しかし、実行が難しい大きな原因は、リズムを整えるだけで健康度が大きく変わることが実感できないからではないでしょうか。

がん患者さんたちがいい証拠となりますが、彼らは治癒率向上につながることなら、なんでもやってみようと必死ですから、多くの方が生活のリズムを改善させます。そして、その結果が何よりもの証拠になるのです。

ストレスをうまくかわす方法

多少のストレスは誰にでもあるでしょうが、その負荷をどう受け止めるかによって健康度が大きく変わってしまうことは、よくいわれてきました。がん患者さんの場合には、それが治癒率の違いとして如実に現れます。

また多くのがんサバイバーたちは、このストレスに対する負荷の対処を変えたことが、治癒の大きな要因であったとも証言しています。私の経験でも、ストレスへの対処を変えることによって、さまざまな病気が治ることも目のあたりにしています。さらに、元気で長生きしているお年寄りのほとんどは、ストレスへの対処がとても上手です。

そこで、ストレス負荷を軽くする方法、すなわちストレス上手になる方法として、がんサバイバーたちがよくあげるキーワードを紹介しましょう。

それは、「NO」「WANT」「SOSO」の3つです。

NOというのはわかりやすいと思います。嫌なことはできるだけ最初からしないようにすることです。私たちはいい人になろうとして、安請け合いをしてしまうことがあります。最初のうちはあまり影響はなくても、嫌なことを続けていると、次第にストレス負荷は大きくなっていきます。

ですから、最初から嫌なことにはYESといわないで、勇気を出してNOという態度を表明しましょう。

WANTは先ほどのNOの裏返しになります。やりたいことは、我慢しないでやっておく。あとでやっておけばよかったなどと後悔しないようにしておくと、ストレスを少なくしてくれます。仮にやりたいことをやってうまくいかなかったとしても、それは結果がはっきりと出てしまったわけですから、諦めもつくというものです。がん患者さんやお年寄りたちをみていても、人はやりたいことをやっているときは、あまり健康を害さないようで、むしろリンパ球の数が増えてきます。免疫力、自己治癒力は、やりたいことをやると高まるのでしょう。

最後にSOSOですが、これは少しわかりにくいかもしれません。簡単にいうと、あまり生真面目になるよりも、少しいい加減なくらいのほうがいいということです。

がん患者さんの多くは生真面目で義理堅いです。一方、元気で長生きのお年寄りたちは、それなりにいい加減でマイペースです。たとえば、都合のいいことは聞くけれども、都合の悪いことは聞き流してとぼけてしまうのです。

NO、WANT、SOSOのキーワードは、知っていて損はないと思います。

ランニングや筋トレは不要

運動というとたいそうに聞こえるかもしれませんし、考えるだけでおっくうになってしまうかもしれません。

しかし、要は、筋肉と関節を使い続けることです。ですから、必ずしもジムに通う必要はなく、自宅でもできることです。

まずは、ふだんから関節を曲げ伸ばしする癖をつける。何かをしながらでもいいですから、折に触れ、関節をゆっくりと曲げ伸ばしする。そうすると関節も動きますし、筋肉のストレッチにもなります。

基本的にはそれだけです。

それだけでは物足りないとなれば、歩いたり、腹式呼吸をやることがおすすめです。歩くと下肢の運動になるのはもちろんですが、副交感神経も優位になりますので、リラックス効果もあります。動脈硬化予防にも最適です。ついでに、エスカレーターの利用をやめ、もっぱら階段を使うようにすれば、さらによいでしょう。

腹式呼吸は、いつでもどこでもできるのでおすすめです。やり方はいたって簡単、まずは10秒くらいかけて、鼻や口からゆっくりと息を吐いていきます。そのときに、お腹をへこますことを意識してください。息を吐き切ったら、自然に鼻から息を吸う。これで1サイクルです。あとはこれを繰り返すだけです。慣れれば、吐く時間を少しずつ長くしていくと、より効果的です。

ちなみに腹式呼吸は、私たちが自律神経を自分の意思でコントロールできる唯一の方法です。腹式呼吸を行うと、きっと脈が少なくなるはずです。つまり副交感神経が優位になったのです。

以上で運動はじゅうぶんです。

一方で、健康のためにランニングや筋トレに励んでいるという人も少なくないと思います。適度であれば体にいいかもしれませんが、やりすぎはNGです。その一番の理由は、活性酸素が私たちの処理能力以上に発生してしまうからです。

ですから、ランニングや筋トレは、健康度アップへの必須条件とはならないのです。

長生きする人は何を食べているのか

よくなっていくがん患者さんやがんサバイバーの方たちをみていると、おのずとどんな食事をとればいいのかがわかってきます。また、元気で長生きのお年寄りたちの食習慣、そして中医師たちの食習慣を重ね合わせると、体にいい食、健康度がアップする食の輪郭が浮かび上がってきます。

前述と重なる部分が多いのですが、「食べすぎない」「野菜を中心に食べる」「できるだけ未精製なものを食べる」「動物性タンパク質を控える（魚介類は除く）」「揚げ物は避ける」「ファストフード、カップ麺、スナック菓子類は避ける」「清涼飲料水を避ける」「冷たいものは避ける」「地産地消」になります。

もちろん、私たちは生きるために食べますが、それだけではありません。やはり、食べることは人生の大きな楽しみの1つですから、夏の日の冷たいビールなど、体には悪いとわかっていても、やめることができないものもあります。

このように理想からはずれるのをどこまで許容するかは、各個人の価値観によるものだと思います。

寿命はもっぱら遺伝によるといわれていた時代もありましたが、いまはそう考える人は少なくなりました。その大きな理由を説明する1つのキーワードが〝エピジェネティクス〟です。

いままでは人の運命は遺伝子が決めていると考えられていました。つまり遺伝子が司令塔だということです。しかし、遺伝子のまわり（外側）に遺伝子をコントロールする部分があり、その部分が遺伝子のスイッチをオンにしたりオフにしたりしていることが明らかになったのです。そしてそのスイッチをオンにしたりオフにしたりする部分は、私たちが毎日とる食事に大きく影響されることがわかったのです。

つまり、私たちの食事が、私たちの運命に影響を及ぼすということです。

そのエピジェネティクスですが、カロリーをとりすぎると寿命が短くなることがわかってきました。しかし、いまの日本人は、なべて食べすぎです。つまりカロリー過多なのです。健康寿命を延ばすには、平均およそ30％食べる量（カロリー）を減らしたほうがいいといわれています。つまり腹七分目ということになります。

その方法はいくつもあるでしょうが、1食を抜いてみる（プチ断食）、主食（ごはんやパン）をとらないというのが、わりと多くの方がやられている方法です。

まずは土日に1食抜くことから始めてもいいでしょう。主食をやめてみるだけでも30％くらいのカロリーは簡単に減らすことができます。

お米などの主食を否定するのは、日本人にとってはタブーの領域に踏み込んでしまうことになるのかもしれませんが、主食をしっかりとりましょうというのは、カロリーそのものが摂取不足であった昔の話にすぎません。いまはカロリーのとりすぎなのですから、心理的な抵抗さえなければ、主食を減らすことは理にかなっているといえます。

ちなみに、「玄米菜食」については菜食になんら問題はありませんが、必ずしも玄米にこだわる必要はないと考えています。もちろん白米よりも玄米のほうがベターですが、摂取カロリーを減らすという点では、米そのものを食べない選択肢もありだと思います。

病気にならない食べ方

ここで念のために1つ押さえておきたいことがあります。

それはカロリーと栄養はイコールではない、ということです。

つまり飢餓の時代であれば、カロリー≒栄養といっても、あながち間違いでなかったと思います。なぜなら、いまみたいに加工食品がたくさんあったわけではなく、自然のものを丸ごと食べることが多かったため、ほとんどの食物には、カロリーと栄養がそれなりにバランスよく含まれていたからです。

たとえばスナック菓子やインスタント麺のように、カロリーはあっても栄養素がないというきわめて不自然な食品はその当時にはなかったので、カロリー≒栄養といってもそれほどの間違いでもなかったのです。その名残もあってか、いまだにカロリーと栄養を混同している人が少なくありません。

ではカロリーと栄養はどこが違うか？

カロリーはエネルギー源のことで、車にたとえるとガソリンです。栄養は車の材料や機械部品といっていいかもしれません。したがって精巧な車を作るとすれば、材料や部品をしっかり確保するのはもちろんのこと、材質もそれ相応なものを使う必要があります。粗悪品を使ってはいけませんし、もちろん部品が不足してしまうことなどは論外です。

しかし、カロリーと栄養を混同している人は、ガソリンを確保するのには精を出すのですが、材質や部品を確保することには無頓着であることに気づいていません。

たとえば毎日、インスタント麺、スナック菓子、ファストフードなどを好んで食べている人などは、その典型だといえます。

残念ながら、日本人の多くがカロリー過多で、栄養不足の状態であると思います。つまり、そのような人はカロリーオーバーでありながら、栄養失調（不足）に陥っていると思います。

カロリーを減らすついでに、意識しておいたほうがよいことがあります。それは同じ炭水化物（糖質）をとるなら、いっきに血糖値を上げないように、できるだけ未精製なもの、つまりＧＩ値（血糖値の上昇率）の低いものを食べるということです。

いっきに血糖値が上がると体に悪いことはすでにお話ししましたので理由は割愛しますが、精製したものは、体に負担をかけます。自然からかけ離れた食事は、常食にはしないほうがいいのかもしれません。

いっきに血糖値が上がらないついでに気をつけたいことは、よくかんでゆっくりと食べる、そして野菜から先に食べる（ベジタブルファースト）ことです。ちなみにゆっくり食べると活性酸素の発生量も少なくなるので、よりおすすめです。

なぜ牛乳は体に悪いのか

みなさんのなかには、このような誤解をしている方もいるでしょう。その誤解とは、「動物性タンパク質」＝「良質」＝「大きくなれる」＝「体にいい」＝「健康」＝「長寿」というものです。

有史以来タンパク源に乏しく、常に飢えと隣り合わせだった環境が、昭和30年代あたりから一変し、たちまちまわりにタンパク源があふれる時代になりました。そのおかげで、私たち日本人の基礎体力はいっきに向上し、結核などをはじめとする感染症で亡くなる人が急激に減ったことは周知のとおりです。

その印象が記憶のなかに刻み込まれているのか、タンパク質、特に牛乳や肉など動物性のタンパク質は体に〝いいもの〟であると、多くの人が信じているようです。

世間では、動物性タンパク質は良質なタンパク源だとされています。ここでいう良質とは、必須アミノ酸の組成（種類とその量の比率）が、人の必須アミノ酸の組成に近いということをさしています。

つまり、動物性タンパク質のアミノ酸の組成は（タンパク質はさまざまなアミノ酸から構成されています）、人のタンパク質のアミノ酸組成とほとんど一緒ということです。ですから効率よく、無駄なく、過不足なく、アミノ酸（特に必須アミノ酸）を摂取できるということです。

あるいは動物性タンパク質は効率よく成長を促してくれるという人もいるでしょう。たしかに動物性タンパク質は、植物性タンパク質に比べるとより効率よく成長を促してくれます。

これはある面は正しいのですが、別の面で間違っています。

まずは牛乳についてです。

乳幼児を例にあげれば、大きくなることは、ある意味ではいいことでしょう。となれば、効率よく成長を促してくれる牛乳は、体にいいものといっていいのかもしれません。

しかし大人になってからも、さらに成長を喚起し、どんどん大きくなる必要があるのか？　大きくなるということは、少し見方を変えれば細胞の数を増やす、細胞の分裂を促すことを意味します。

乳幼児の場合、細胞の分裂を促し細胞の数が増えることも、ある意味いいことですし、むしろ必要でしょう。

しかし、大人になってからは、さほど必要ないというか、むしろ細胞はあまり分裂しなくていいのです。なぜなら、一番おそれられているがん細胞は、細胞が分裂するときに、うまく分裂できないのがきっかけで発生することが多いからです。これは非常に重要なことです。

炎症や酸欠、活性酸素の大量発生なども、細胞を壊してしまうので、新たな細胞分裂を促すことになります。ということは、がん細胞が発生してしまう可能性を増やしていることになるのです。

たとえば、肝臓にウイルス（B型肝炎ウイルスやC型肝炎ウイルス）が感染して炎症が活発になると、肝臓がんになる確率はいっきに増えますし、子宮にウイルス（ヒトパピローマウイルス）が感染して炎症を引き起こすと、子宮頸がんになりやすいことは、みなさんも聞いたことがあるでしょう。

またウイルスでなくても、たとえば熱い食べ物や飲み物をとりすぎて、常に食道の粘膜がやけど状態（すなわち炎症）になっていると、食道がんになりやすいということもよく知られた事実です。

ですから、細胞はできるだけおとなしくしていたほうがいいのです。

特に乳がんは、ちょうど乳腺が成長する思春期の頃にたくさん牛乳を飲んだ人に多いともいわれていますが、これらも符合する話だとは思われませんか。

しかも牛乳の場合、牛乳そのものが好きだというよりも、物心ついた頃から牛乳は健康にいいと洗脳され、素直に牛乳を飲み続けてきた人のほうが多いと思いますが、そうだとしたら非常に罪作りな話だと思います。

牛乳にはインスリン様成長因子1（IGF−1）やプロラクチン（黄体〝刺激〟ホルモン）、タンパク質（特に〝カゼイン〟）などがたくさん含まれています。IGF−1やプロラクチンは乳がん細胞や卵巣がん細胞（男性の場合は、前立腺がんや睾丸がんの細胞）の増殖を促進しますし、カゼインは牛乳のIGF−1を効率よく体内に吸収させるばかりか、体内においてもIGF−1を余計に作らせます。

このカゼインですが、「動物性タンパク質とがん細胞の関係」について、世界の誰よりも長く研究してきたとされるコリン・キャンベル博士などは「人間が摂取するもののなかで、カゼインは最も強力な化学的発がん物質だ」とも指摘しているくらいですが、少し極端な発言と感じつつも、拝聴に値すると思います。

現在の日本人の牛乳・乳製品の摂取量は、1950年に比べ、およそ20倍に増えています。それに比例して乳がん死は約7・5倍に、そして前立腺がん死はなんと約11・6倍にも増えているのも、偶然の一致とはいえないと思うのです。

カルシウム不足をどう解消するか

「カルシウムの確保はどうするのか」「骨粗鬆症の予防には？」と疑問に思うかもしれませんが、心配は無用です。牛乳をとらないとカルシウム不足になる、骨粗鬆症になるという迷信は、いまやすべて否定されています。つまり、カルシウムを確保するため、骨粗鬆症を予防するために牛乳を飲んでも、あまり効果がないということなのです。

そもそも、血中のカルシウム濃度は常に一定に保たれるため、牛乳を飲んだだけで濃度がいっきに高まるということ自体が、ふつうに考えてもおかしなところです。

カルシウムは植物からもじゅうぶんとれますし、また適度に日の光を浴び、それなりに運動をすれば、骨粗鬆症はじゅうにぶんに防ぐことができるのです。

繰り返しますが、牛乳を飲まなければカルシウム不足に陥り、ひいては骨粗鬆症になるというのは、都市伝説の類か迷信以外の何ものでもありません。

肉は食べないほうがいい

肉はそもそも脂肪とタンパク質でできていますから、脂肪なら必須脂肪酸を除き、いくらでも体のなかで合成できますし、タンパク質もアミノ酸の寄せ集めですから、アミノ酸なら植物からでも摂取可能です。したがって、肉を積極的にとらなければいけない理由はまったくないということは、理屈のうえでも容易に理解できると思います。

そもそも肉を食べるメリットについて、考えてみたことがありますか？

私は、唯一のメリットはカロリー確保だと答えるでしょう。もちろん好き嫌いは度外視です。

カロリーはとりすぎると体によくないのはいうまでもありませんが、極端に不足してしまうと、エネルギーを作ることさえできなくなって、命が続かなくなってしまいます。

つまりガス欠、電池切れで、車が動かなくなるのと同じことです。

　したがって雪山や海で遭難することを想定に入れれば、肉を食べるメリットはおおいにありそうですが、そんな状況を想定する必要がなければ、カロリー確保にこだわる理由はありません。もっとも、第二次大戦後に、肉や牛乳が日本の市場に出回ってきたおかげで、結核をはじめとする伝染病（感染症）にかかる人がきわめて少なくなったのは事実であり、その功績は決して少なくありません。

　しかし一方で、肉や牛乳があまるようになり、私たちの食生活が欧米化してしまい、がんをはじめとする生活習慣病が増えてしまったという事実も、決して見逃してはならないのです。

女性は生理があるから長生きできる

ところで、がんが増えた理由をご存知でしょうか？

　国の説明によると、日本人が長生きするようになってきたからということになっています。昔はほとんどの人ががんになる前に死んでいたので、がんの発見が少なかったということです。

しかし、はたしてそうでしょうか。だとしたら、昨今のがんの低年齢化はどう説明したらいいのでしょうか。そのあたりは、長生きという理由だけでは説明がつきません。

先ほどIGF−1というホルモンが増えると、がん化が促進されるという話をしましたが、動物性タンパク質の摂取量の増加と、乳がん、前立腺がんの増加はみごとに符合しているので、少なくとも乳がん、前立腺がんに関しては、肉や牛乳の摂取が大きくかかわっていることは間違いないと思われます。

では、ほかのがんはどうなのか？　ほかのがんもきっとIGF−1などのホルモンが密接に細胞の増殖とかかわり、がんの発生を促進しているのではないかと考えられますが、そのほかにもがんを促進させる大きな要素が肉にあることが、最近わかってきています。

その1つが女性の長生きです。男性よりも女性のほうが数年から10年近く長生きをします。それは日本人だけではありません。

その理由は、女性ホルモンが動脈硬化を抑える、基礎代謝が低いなどがあげられますが、最近はもう1つ、女性には月経（生理）があって、定期的に鉄分を排出しているからだということも、女性が長生きをする理由として注目を浴びています。

女性が定期的に鉄分を体外に捨てているおかげで、寿命が延びているというのも奇異な感じがするかもしれませんが、結果的にはそのように働いているようなのです。

つまり鉄分が体内に多くありすぎると、体にはよくないということですが、女性はそれを定期的に緩和しているのです。

もちろん鉄分が不足すれば貧血になるので、体に悪いのはみなさんもご存知だと思いますが、鉄分が多すぎるのも問題となるのが体の摩訶不思議というか、一筋縄ではいかないところなのです。

鉄分をとりすぎると、がんになる

実をいうと、過剰な鉄分はがんのきっかけになるのです。過剰な鉄分ががんを引き起こすのは、鉄の特徴によるのですが、鉄はそもそも活性の強い原子であり、体内で活性酸素の産生を促してしまうのです。

したがって、鉄分が極端に不足していて貧血になっているというのであれば話は別ですが、そうでなければ、できるだけ鉄分を含む食材は避けたほうがいいのです。この話はあまり耳になじみがないかもしれませんが、それが事実なのだということがよくわかってきたのです。

ということは、肉、特に赤身の肉は避けたほうがいいということになります。なぜなら赤身には大量の鉄分が含まれているからなのです。

それでは白身の肉ならば大丈夫かというと、決してそんなことはありません。白身は脂肪、つまり飽和脂肪酸の塊なので、体に悪いのはいうまでもありません。

というわけで、肉には、冬山や海で遭難した場合に備えてという理由のほかには、あまり積極的に食べる理由やメリットはないというのが結論です。

がんサバイバーは牛乳や肉をとらない

ちなみに、がんサバイバーたちが、がん患者さんたちに食事指導を行う場面では、必ず「牛乳や肉はNG」と釘をさしています。それは牛乳や肉をふんだんにとりながら、がんが治る人が少ないからだと思います。また元気で長生きをするための食材の目安になっている有名な〝デザイナーフーズ〟にも、牛乳や肉は載っていません。

日本の牛乳ファンやお肉ファンを敵に回す気持ちはさらさらないのですが、小さい頃から慣れ親しんできた牛乳や肉がNGだなんて、にわかには受け入れがたい現実だと思います。

しかし、明らかになってきた事実は受け入れたほうが、後々の人生のことを考えると得策だと思います。私は牛乳業界や食肉協会にうらみも縁もありませんので、よもや偏った見方をしたところで、なんのメリットもありません。

ただ、少なくとも長じてからは、動物性タンパク質はできるだけ避けたほうが無難だということです。これは現在の栄養学とはまったく逆の発言なので、少々とまどう人も多いと思いますが、真実は1つなのです。

次々と明るみになりつつあるデータをひもとけばひもとくほど、残念ながら動物性タンパク質は圧倒的に分が悪そうです。

魚は食べたほうがいいのか

それでは魚はどうなのかという疑問がきっとわいてくるでしょう。

魚も動物性タンパク質ですので理屈的にはNGかもしれませんが、同時に含まれる不飽和脂肪酸（EPAやDHA）に抗酸化作用や抗がん作用があるメリットを考えると、NGではないと考えられています。

また、リジンやメチオニン（これらが不足すると脂肪燃焼に不可欠なカルニチンができなくなってしまう）は植物性のタンパク質だけでは不足しがちなので、ある程度は魚をとったほうがいいといわれています。

ここまでで、カロリーと栄養素とは異なること、同じくカロリー源を摂取するにも、できるだけ精製度の低い糖分（炭水化物）をとったほうがいいこと、あるいは動物性のタンパク質はできるだけ控えたほうが理にかなっていることを説明してきましたが、肝心かなめである栄養素について、これから詳しく述べていきたいと思います。

健康長寿に必要な栄養をとろう

まず栄養素ですが、カロリー源とは異なることはすでにお話ししました。特に昨今は、カロリーはとりすぎているけれども、栄養素は不足しているといわれています。

栄養素そのものが直接、病気を治すわけではありませんが、長い目でみれば、健康度（自己治癒力）を高めたり、その結果として病気が治ったり、病気の予防になったりもします。もちろん健康長寿にもつながります。

そもそも栄養素は、私たちの体の健全性（健康度）を高く保つために不可欠な物質であり、その栄養素が不足すると、次第に健康度が低下していき、病気へと進行していきます。

ここで栄養素の1つであるタンパク質、すなわちアミノ酸については、割愛します。なぜなら、先にお話ししましたように、ことタンパク質に関して、私たち日本人はあまり不足していないからです。

では、私たちに不足気味な栄養素とはどういうものでしょうか。

それは、ビタミン、ミネラル、ファイトケミカル、必須脂肪酸、それと腸内細菌たちのエサとなるプロバイオティクス（またはプレバイオティクス）なのです。

ファイトケミカル（phytochemical）のファイトは植物（ギリシャ語）、ケミカルは化学物質、つまり植物由来の化学物質をさします。本来は植物自身が、活性酸素をはじめ外敵や外界から身を守るために産生された物質で、おもに植物の色素や香り成分、アクなどに含まれています。

食物繊維に続く「第7の栄養素」として注目されているファイトケミカルは、植物全般に含まれるため種類が多く、栄養効果も多彩なのが特徴。そして昨今、なんといってても活性酸素から体をガードする抗酸化作用（活性酸素吸収能力）に注目が集まっているのです。

元気で長生きをするのにもこのファイトケミカルは不可欠で、私たちが植物をとるのは、ファイトケミカルを確保するためだという学者もいるくらいなのです。

ちなみにファイトケミカルは、一部の例外を除き、ほとんどが植物に含まれています。またファイトケミカルは、熱にも強いという特長もあります。

なお、ファイトケミカルの代表的なものと、それらを多く含む食物をあげておきます。

・ポリフェノール……アントシアニン（赤ワイン／ブドウ／ブルーベリー／クランベリー）
・含硫化合物……スルフォラファン（ブロッコリー／キャベツ）
・カロテノイド……β-カロテン（ブロッコリー／ほうれん草）、リコピン（トマト／スイカ）、カプサンチン（赤ピーマン／とうがらし）、アスタキサンチン（鮭／イクラ）
・糖関連物質……β-グルカン（きのこ）、フコイダン（海藻）、ペクチン（リンゴ）
・アミノ酸関連物質……タウリン（いか／たこ／魚介類）
・香気成分……ジンゲオール（ショウガ）

現在の私たちに栄養素が不足している原因として、「野菜などに含まれる栄養素が減ってきた」「加工食品が増え、含まれる栄養素が少なくなった」「野菜や果物の摂取量が減った」「生活環境がストレスフルになった」などがあげられます。

さらにもう1つ、私たちのめざす生き方が変わったことも原因としてあげられると思います。めざす生き方が変わったというのは、こういうことです。

私たち日本人に先駆け、欧米ではオプティマルヘルス（最適な健康状態）を求める声が増えてきました。ただ単に生きていくだけでなく、より健康度（自己治癒力）を高め、（病気もせず寝たきりや痴呆にもならず）元気に長生きをする生き方を求める人が増えたのです。

すなわち単に寿命ではなく、健康寿命を長くすることを意識する人が増えたということです。

そして、このオプティマルヘルスを実現するには、国（厚生労働省）が定める推奨量を維持する栄養素の量では不足します。推奨量よりもむしろ適正量が大事になってくるのです。ちなみにビタミンＣの推奨量は１００ｍｇ／日ですが、適正量は１０００ｍｇ以上／日とされています。つまり数倍から10倍の開きがあるわけです。

ちなみに推奨量というのは、辛うじてヒトが生きていくのに最低限必要とされる量だといえます。一方、適正量というのは、単に生きていくだけでなく、最適な健康状態を保ちながら生きていくのに必要な量です。ですから、両者に大きな開きがあって当然です。

ただ、元気で長生きをしたいと望むならば、推奨量ではなくて、適正量を目安にしていく必要があります。

結論から先にいうと、いまの食生活では、適正量を満たす量の栄養素をとるのは難しいと思います。多くの医者や栄養士（管理栄養士）が、栄養素はふだんの食事からじゅうぶんとることができるといいますが、そこは現実をみる必要があると思います。

そのため私たちは、がんサバイバーたちの経験も踏まえながら、患者さんたちには野菜ジュースやサプリメントを積極的にとるようすすめていますし、もちろん私自身もとっています。

体にいい野菜ジュースやサプリメントのとり方

野菜ジュースはミキサーではなくジューサーで作ると、ビタミン、ミネラル、そしてファイトケミカルが効率よく摂取できます。

がん患者さんは1日に2リットル以上飲むことを目標にしていますが、健康増進が目的で飲むのであれば、その半分くらいで、1日に1リットルくらいでいいと思います。

ただ、野菜ジュースの難点は、それなりにカロリーも一緒にとってしまうことと（1 00ミリリットルで約30キロカロリー）、GI値が80と、意外に高いことです。さらに、ジュースを作る手間や材料を揃える費用も、現実にはばかになりません。

サプリメントの場合、最近は、できるだけ自然に近いまま、熱をかけることなく、植物成分を抽出する技術も確立されて、いいものが作られるようになってきました。こういったサプリメントを利用するのも賢い方法だと思います。しかも、サプリメントだとカロリーを限りなくゼロにすることも可能で、もちろんGI値にもほとんど関係ありません。うまく活用すれば、栄養を確保する恰好のアイテムだと思います。

ちなみに、マルチビタミンミネラル（ファイトケミカルが含まれているもの）、オメガ3（必須脂肪酸）、そしてプロバイオティクス（またはプレバイオティクス）の3つは、いまやオプティマルヘルスを保つための必須アイテムではないかと私は考えています。

以上が、ほとんど薬を口にすることのない、元気なお年寄りたち、西洋医よりも長生きをする中医師たち、そしてがんから生還してきたがんサバイバーたちが、どんな生活習慣をよしとし、実行しているのかになります。

みなさんのなかには意外に思われた方もいらっしゃるでしょうし、反対に予想どおりだと思った方もいると思います。

つまり、彼らがやっていることは、実は特別なことでもなんでもなく、昔からよくいい古されてきたことばかりなのです。

ポイントは、彼らはそんなありふれたことを地道にやり続けているということです。

「いい加減」に勝るものなし

最後に、大事なことをもう1つ。彼らに共通していることは、何においても〝いい加減〟ということです。

もちろん杜撰だという意味ではありません。いい加減、つまり、うまくバランスがとれているということです。

彼らは、たとえいいことであっても、やりすぎないのです。極端に走ってしまうと、かえって逆効果になるということを知っているのかもしれません。

たとえば、頑張りすぎる、極めすぎる、考えすぎる、運動をやりすぎる、いい人すぎる、他人の世話をやきすぎる、真面目すぎる、義理堅すぎる、健康にこだわりすぎる、食べ物にこだわりすぎる……などはいっさいNGなのです。

もちろん、食べすぎる、心配しすぎる、怒りすぎる、薬を飲みすぎる、医者に頼りすぎる……がNGであることはいうまでもありません。

それがわかると、心なしか、気が楽になるのではないでしょうか。

おわりに

体のなかにものをとり込むというのは、ふつうに考えると大きな勇気と決断がいります。

特に、見慣れないもの、食べ慣れないものをはじめて口にするときは、誰しもかなりのためらいがあるはずです。

場合によれば、食べるのをやめるでしょうし、食べるにしても、その前にまずは匂いを嗅いだりしながら、おそるおそる、そろりそろり、少しずつ口に運ぶのではないでしょうか。

それが人として、いや動物としての、自然に備わった正常な防衛本能だと思います。

ところがその食べ慣れないものが、食べ物としてではなくて、薬として目の前に現れると、多くの人がとたんに無防備になってしまうのはなぜでしょうか。

私自身は、医者になりたての頃の薬のトラウマが影響しているせいか、拒否反応が先に立ってしまい、無防備でいられる感覚が理解できません。

もちろん、薬をまったく否定してしまうのが、正しい判断でないことはわかっています。

しかし、できるだけ薬を使わない手立てを探したり、薬を飲まないですむよう予防や健康増進に努めたりするほうにエネルギーとお金を費やしたほうが、国民も国も得をすると思うのです。

いまだに薬物治療が主流の現在の医療に対しては、私自身も当事者の1人でありながらも、つい批判的な目を持ってしまいます。

昔から医療業界では、「もしも薬がなくなれば、あるいは医者がいなくなれば、どうなるのか？」というような、自虐ネタ的な〝たられば話〟が繰り返し話題にのぼることがあります。

その落としどころはいつも決まっていて、「それほど影響はないんじゃないか、むしろ元気で長生きする人が増えるんじゃないか」などという、なかば自嘲的な結果に落ち着きます。

もちろん、ほとんどの医者は、自分たちが、病気、病人を治してみせるという確信とプライドを持って、日夜惜しまぬ努力をしています。しかし、その心の奥底には、わずかではあるものの、「少し違うのではないか?」というためらいやうしろめたい部分もあるのではないかと思っています。

それはある意味で、私を含め医療者にも、まだまだ健全な心が宿っているという証であり、希望でもあると楽観的にとらえたいのですが、だからといって現在の医療は、その方向をなかなか転換させることはなさそうです。

だとしたら私たち国民は、自分と自分の家族を守る手立てとして、やはり自衛手段を講じたほうがよいのです。

いまの医療は、決して私たち国民のほうを向いていません。私たち国民にやさしい医療ではありません。

そのあたりをじゅうぶんに理解して、いまの医療を活用していく必要があるのです。つまり医療を受けるメリットとデメリットを知っておく必要があるということです。そのためには、それなりの知識や智慧を習得する自助努力も必要です。

知識や智慧がなければ、事実を見極め、真実を探すことさえできません。日本の医療が、なぜ変わらないのか、その大きな原因の1つは、国民の怠慢にあると思います。つまり自立しようとしないところです。

せめて、いまの医療や薬に関して、事実はどうなっているのか、自分自身の目でとらえ、把握しておく必要があると思います。

その知識や智慧を入手する手立てとして、私もできうる限り本音で情報を発信し続けています。もちろん私以外にも本音で医学や医療に向き合い、疑問と提案を投げかけている医者は少なくありません。それらの本を読んだりすることも役に立つはずです。

並行して、不定愁訴はないか？　体重は変わらないか？　ストレス負荷は？　生活のリズムは？　食事は？　運動は？……と、時には自身を振り返りながら、そのつど生活習慣を見直し、自己治癒力を高める手間を惜しまないことが健康長寿にとってベストだと思います。

そうすれば薬を常用することはないはずですし、よほどでなければ薬を飲む必要もなくなること請け合いです。この本が、薬を見直すきっかけになることを切に望みます。みなさんの誰一人として欠けることなく、元気で長生きをし、人生を思い切り謳歌されることを願ってやみません。そのためにも薬について見直してみることは、いまからでも遅くはないのです。

末筆ながら、まずは最後まで根気よく読んでいただいたみなさんに感謝します。そして、この原稿をまとめるにあたり編集の労をとっていただいた幻冬舎の四本恭子さんに、さらに、いつもながらにダメ出しを欠かすことのなかったe-クリニックのスタッフに、あらためてお礼を述べたいと思います。

2013年2月

岡本　裕

参考文献

『医学の歴史』梶田昭・二〇〇三・講談社
『ドクターズルール425 医師の心得集』福井次矢 訳・一九九四・南江堂
『あなたの命にかかわる薬のいちばん大事な話』別府宏圀・二〇〇三・河出書房新社
『毒と薬の世界史』船山信次・二〇〇八・中央公論新社
『ビッグ・ファーマ 製薬会社の真実』マーシャ・エンジェル・二〇〇五・篠原出版新社
『新版 のんではいけない薬』浜六郎・二〇一二・金曜日
「日経サイエンス 2012 10月号」日経サイエンス社
『ガンを食事で治した医師と患者のレシピ』橋本豪・二〇一二・マキノ出版
『「自分の免疫力」で病気を治す本』安保徹 岡本裕・二〇一一・マキノ出版
『9割の病気は自分で治せる』岡本裕・二〇〇九・中経出版
『9割の医者は、がんを誤解している!』岡本裕・二〇一〇・飛鳥新社
『一生、「薬がいらない体」のつくり方』岡本裕・二〇一〇・三笠書房
『医者だけが知っている 医者と薬に頼らない生き方』岡本裕・二〇一二・大和書房

幻冬舎新書 300

薬をやめれば病気は治る

二〇一三年三月三十日 第一刷発行
二〇一三年五月二十五日 第四刷発行

著者 岡本裕
発行人 見城徹
編集人 志儀保博

発行所 株式会社幻冬舎
〒一五一-〇〇五一 東京都渋谷区千駄ヶ谷四-九-七
電話 〇三-五四一一-六二一一(編集)
〇三-五四一一-六二二二(営業)
振替 〇〇一二〇-八-七六七六四三

ブックデザイン 鈴木成一デザイン室
印刷・製本所 中央精版印刷株式会社

Printed in Japan ISBN978-4-344-98301-4 C0295
お-16-1

幻冬舎ホームページアドレス http://www.gentosha.co.jp/
*この本に関するご意見・ご感想をメールでお寄せいただく場合は、comment@gentosha.co.jp まで。